LE SERVICE DE SANTÉ EN PRISON

PAR LE

Dr Charles PERRIER

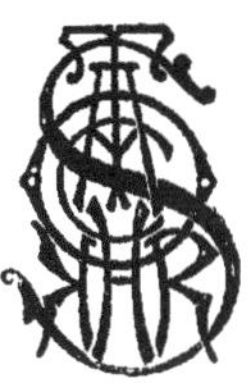

A. STORCK & Cie, IMPRIMEURS-EDITEURS
LYON
PARIS. 16, rue de Condé, pres l'Odéon
1903

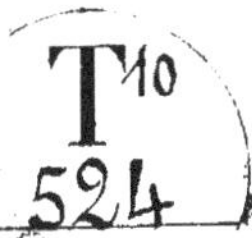

LE SERVICE DE SANTÉ EN PRISON

DU MÊME AUTEUR

1° *Des vaccinations et revaccinations, pratiquées à la maison centrale de Nimes*, du 1er janvier 1888 au 21 mai 1895.

2° *La maison centrale de Nimes (ses organes, ses fonctions, sa vie)*, 1 vol. in-8°, Masson, Paris, 1896.

3° Du tatouage chez les criminels (*Archives d'anthropologie criminelle*, n° 71, 15 septembre 1897).

4° La religion chez les condamnés (*Archives d'anthropologie criminelle*, n° 84, 15 novembre 1899).

5° *Les criminels*, tome premier, 1 vol., gr. in-8°, avec 70 planches hors texte (N° XXII de la *Bibliothèque de criminologie*), Storck et Masson, 1900.

6° *Album-statistique, concernant 859 condamnés*, orné de 395 dessins exécutés par deux détenus : ouvrage exposé, en 1900, par décision de M. le garde des Sceaux, au Champ-de-Mars (Imprimerie nationale), classe XI, groupe III, dans l'emplacement réservé au Ministère de la Justice.

7° La pédérastie en prison (*Archives d'anthropologie criminelle*, n° 88, 15 juillet 1900).

8° Travail et inspection générale en prison (*Archives d'anthropologie criminelle*, n° 93, 15 mai 1901).

9° La vie en prison (*Archives d'anthropologie criminelle*, n°s 99 et 100, 15 mars et 15 avril 1902).

LE
SERVICE DE SANTÉ
EN PRISON

PAR LE

Dr Charles **PERRIER**

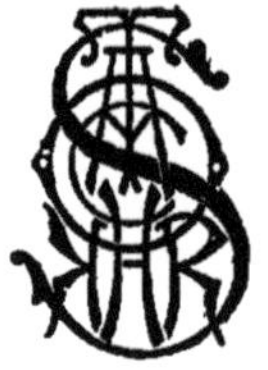

A. STORCK & Cie, IMPRIMEURS-EDITEURS
—: LYON :—
PARIS, 16, rue de Condé, près l'Odéon
—
1903

LE

SERVICE DE SANTÉ EN PRISON[1]

par le Dr Charles PERRIER

I

Une journée à l'infirmerie de la Maison centrale de Nîmes.

L'infirmerie occupe la partie-ouest d'un grand bâtiment (planche 1) au nord de l'ancienne citadelle (2).

Séparées par un couloir étroit, bordé de murs à hauteur d'homme, les salles, au nombre de deux, renferment, chacune, 30 lits. Ici, les affections appartenant au domaine de la médecine ; là, celles d'ordre chirurgical.

A côté des salles, il existe 6 chambres d'isolement.

Au rez-de-chaussée s'ouvrent, sur un corridor commun, la pharmacie, la cuisine, le quartier des vieillards, la salle des douches et bains, le bureau des écritures, le cabinet du docteur, etc.

Un comptable, un tisanier, un cuisinier, un panseur, deux infirmiers et un jardinier, composent le personnel (3) de ce petit hôpital (31 décembre 1899).

(1) Extrait de l'ouvrage : *Les Criminels*, tome II.

(2) *La Maison centrale de Nîmes*, Masson, Paris, 1896, page 17 ; et *Les Criminels*, tome I, planche 3.

(3) L'administration apporte peu de soin dans le choix de ce personnel. Il existe pourtant une *note* ministérielle, qui ordonne de réserver les postes de faveur aux individus non récidivistes.

Le comptable — en prison pour « abus de confiance » — est un homme instruit, qui entend la raillerie.

Pédanterie et formalisme caractérisent le tisanier, un *anti-travailleur* à son huitième *balancement*.

Bien en chair, le maître-queux passe sa vie à friponner.

Un énorme chef, orné de petits yeux, obliquement percés, aux sourcils et cils problématiques, un semblant de nez, surmontant une bouche édentée, fendue jusqu'aux oreilles : voilà la *poire* du quidam investi du titre de panseur.

Détenu pour « meurtre », l'infirmier de la salle du nord, Corse, surnommé *Cédrat* (1) (planche 2) excelle dans la piété et sert avec dévouement.

Son collègue de la salle du midi (planche 3), sorte d'hercule — sous les verrous pour « vol » — s'en donne à cœur joie de montrer ses quarante-six tatouages (planches 4, 5, 6, 7) (2).

Quant au jardinier, condamné pour « attentat à la pudeur », il n'a dans la bouche que propos libidineux et ne rêve que paillardises (planche 8).

(1) Dans le courant de l'été 1900, il fut l'occasion d'une polémique, entre le *Petit Méridional* et l'*Eclair* de Montpellier.

Déclassé de son emploi, à cause d'une erreur qui ne lui était point imputable, Cédrat résolut de se laisser mourir de faim. Durant sept jours, il ne prit aucune nourriture, mais, le 24 août, profitant de son état de faiblesse extrême, le docteur hypnotisait cet entêté et obtenait de lui la promesse formelle d'avaler quelques cuillerées de bouillon.

Cédrat (Rossini, de son vrai nom) a été gracié, le 14 juillet 1901.

(2) 9, sur la poitrine, les épaules, la région ombilicale et le flanc gauche ; 13, sur le bras gauche ; 20, sur le droit ; 4, dans le dos.

Ils furent exécutés :

1° 1, à bord du *Formidable* (tatouage 5) ; 1, à la prison militaire de Toulon (tatouage 30) ; 2, à l'île d'Oléron (tatouages 4 et 18) ; 41, à la compagnie de discipline de la marine ; 1, à bord du *Labrador* (tatouage 21).

2° 33, d'inspiration ; 12, d'apres des dessins ou images ; 1, mi-partie d'inspiration et d'après une image.

3° 5, à l'encre de Chine et au vermillon (tatouages 5, 9, 10, 11, 45) ; 41, à l'encre de Chine.

Dans 2 cas (tatouages 8 et 9), l'opération provoqua de la douleur.

Les tatouages 43 et 46 (cheveux de Marie-Antoinette) déterminèrent une inflammation, qui dura huit jours ; ils avaient été faits « au coupé ». Pour tous les autres, le procédé employé fut celui dit « par piqûre ».

Au nombre des tatoueurs figurent : le patient lui-même (initiales 21 et 31), un *barbouilleur* toulonnais (inscription 8) et 15 fusiliers de discipline de la marine, parmi lesquels : 2 pédérastes passifs et 4 souteneurs. Ces personnages divers opéraient « à l'œil », pour passer le temps.

D'humeur un peu naïve, le tatoué s'est laissé conduire par *l'imitation*.

*
* *

LE RÉVEIL

Le panseur se frotte les yeux, bâille, saute du lit et secoue Watteau (1), un sans-souci, dessinateur non rétribué. — Debout ! crayon de malheur !

Watteau. — Tu ferais mieux de penser à lire ton paroissien... et il lui montre le poing, pendant que les malades, eux, protestent contre le sans-gêne des infirmiers, qui établissent dans les salles un courant d'air mortel. A ce moment, un cri d'alerte retentit, le silence se fait...

Le gardien (2) apparaît ; il relève sa moustache, promène ses yeux à droite et à gauche, pirouette et s'en va, bougonnant. — Tas de *feignants !* Ça dort comme des hommes saouls ! c'est couché comme des princes ! Ça boit du vin, du lait, du bouillon gras ! Ça mange de la viande et ça *n'en fout pas un coup !* Décidément... je n'aurais pas cru le docteur si facile à rouler.

*
* *

DEVANT LA CHAUDIÈRE

Le tisanier, un énorme pique-feu à la main, active la combustion du charbon (3) et se lamente. — On ne peut pas y tenir, chaque fois qu'il y a des arrivants ! Au bruit du pas de l'infirmier en chef, il se remet à la besogne, avec une activité fiévreuse.

Le gardien. — Point n'est besoin de vous la fouler tant que ça,

(1) Numéro d'écrou 2705.

(2) Chargé des fonctions d'infirmier en chef, il devrait être pourvu du diplôme d'infirmier. « L'Etat, qui, à juste titre, réclame cette garantie dans les hôpitaux, ne peut se dispenser de la fournir dans les établissements dont il a la gestion ». *Rapport* présenté, le 1er Juin 1902, à M. le président du Conseil, ministre de l'Intérieur et des Cultes, par le service central de l'Inspection générale : *exécution de l'article premier de l'arrêté ministériel du 1er mars 1901.*

(3) Ce soin incombe, depuis 1900, au doucheur.

quand je m'amène, allez ! Il y a une heure que vous bayez aux corneilles. Le manomètre est à 2 *degrés ;* il devrait marquer 5 maintenant. Dès qu'il y sera, venez m'avertir, vous entendez ?

Le tisanier. — Oui, monsieur... A peine le gardien a tourné le dos, il lui taille une basane : Tiens, voilà pour ta sœur !

⁂

AU BUREAU

Le gardien. — J'arrive de flanquer un tel abattage à ce pauvre tisanier qu'il en a le *melon* tout désorienté. Je lui ai reproché de n'être qu'à 2 *degrés* au lieu de 5.

Le comptable. — C'est pousser loin la plaisanterie, car 2 *atmosphères* suffisent largement. Le réservoir (1) contient 300 litres d'eau, et, dans la chaudière, il s'en trouve environ 80, pour chauffer les 300 premiers. Or, comme un litre, à l'état de vapeur, présente un volume considérable, il est certain qu'après vingt minutes d'ébullition, sans jamais dépasser 2 *atmosphères*, l'eau du réservoir doit être chaude. En forçant la pression, on détériore l'appareil et on cherche le danger.

Le tisanier, entrant... — Monsieur le gardien, nous sommes à 5.

Le gardien. — Mais c'est idiot de monter jusque-là ! Descendez à 2, on en a de reste.

Le *tisanier*, ahuri. — Cependant, vous m'avez invité...

Le gardien. — A mettre de l'eau dans la chaudière et du charbon dans le foyer... c'est-à-dire... oui... enfin... n'importe ! Vous ignorez donc, malheureux, qu'avec un litre d'eau il est possible d'obtenir... attendez... je vous dirai ça tout à l'heure... ou plutôt, comptable, expliquez-lui ce que nous avons convenu de lui apprendre... C'est étonnant qu'un *conférencier* ne sache pas faire marcher une machine !

(1) La contenance du réservoir actuel est de 1.500 litres.

.*.

LE PETIT DÉJEUNER

Le gardien. — Hop ! Tatoué, Cédrat... votre gamelon est servi... attaquez vivement... je vais revenir... Au retour : Vous avez fini ? Enchanté !... Veuillez me passer la pancarte, nous procéderons à la distribution :

N° 1, 250 grammes de lait ; n° 5, 250 grammes de lait ; n° 10, café, etc., etc...

Tout est en ordre sur le brancard ? Eh bien ! en route. Surtout, Tatoué, ne lichez rien, et vous, Cédrat, tâchez qu'on ne vous dame pas trop le pion, là-haut.

Puis, dévisageant Vatel : Dites donc, le ventru ! chaque jour, vous vous gorgez de plus en plus de viande. Ce matin, le déficit en est de...

Le cuisinier. — Pas si fort ! pas si fort ! Le comptable a l'oreille fine et il ne manquerait pas de comprendre pourquoi vos collègues aiment tant à me rendre visite.

Le gardien. — Taisez-vous, imbécile ! J'entends venir les arrivants (1).

.*.

LA DOUCHE

Dès que le personnel du vestiaire a dressé l'inventaire des effets, le rôle de l'infirmier-major commence :

— Par ici, les nouveaux venus, dit-il. Ecartez les jambes !... levez les bras !... ouvrez la bouche !... tournez-vous, morbleu !... écartez les fesses !... toussez !... Vous ne comprenez donc

(1) Les arrivants ne passent plus par le couloir de l'infirmerie ; ils se déshabillent sous le hangar de la cour des vieillards, en communication, depuis 1900, avec la *salle des douches et bains* (voir *Archives d'anth. crim.* du 15 avril 1902 : La vie en prison, page 211).

pas que je désire savoir si vous n'avez rien de caché ?... (planche 9).

Après la douche, les condamnés endossent l'uniforme (1) de la prison ; on les conduit ensuite devant le médecin.

⁂

RÉCAPITULATION DES SERVICES

Le comptable. — Pour le moment, plus rien à faire... voici le relevé des *observations météorologiques !* (2) Néanmoins, pour être sûr que rien ne cloche, revoyons la liste des hommes admis à la consultation et les divers registres d'avis du docteur sur les demandes des copains.

Le panseur. — Il n'y aura pas de plaintes, aujourd'hui. Les plaies sont détergées et l'escalier reluit comme un salon.

Le cuisinier. — Debout depuis 2 heures du matin, j'ai lavé la vaisselle, préparé le bouillon et cassé quatre à cinq fois la croûte.

Le tisanier. — On s'est occupé de la chaudière, on a balayé le grand couloir, douché les arrivants, astiqué tout le *fourbi* de l'apothicaire... Il en faut moins que ça pour éreinter, nom de Dieu !

Cédrat. — *Sangre de la madona !* j'ai fait le lit du cuisinier et le mien, *passé la jambe à Jules*, nettoyé ma salle, rincé les crachoirs, vidé les pots de chambre... Un dernier coup de *foulard* sur la poussière de partout, nous nous reposerons ensuite.

Tatoué. — Il est impossible de comprendre un traître mot de ce qu'il baragouine.

Le gardien. — Cré nom de nom ! qu'ai-je donc à mon actif, pour me trouver si fatigué ? Récapitulons : fait l'appel, reçu le lait, surveillé la préparation et la distribution du petit déjeuner,

(1) Voir le numéro 100 des *Archives*, page 208.

(2) La maison centrale est une des vingt stations météorologiques du département du Gard.

présidé au nettoyage général, noté le rendement de la viande, dégusté le vin, visité les arrivants et... c'est tout. On va roupiller, jusqu'à l'heure de la consultation .. Il s'accoude, ferme l'œil et s'endort ; il rêve tout haut : Mille fois merci, monsieur le directeur, de vouloir bien appuyer ma candidature au poste de premier gardien, vous pouvez compter... A 8 heures, le son du clairon le rappelle à la réalité ; il sursaute, étire les bras et dit, en soupirant, les yeux tournés vers le comptable : « Je viens d'avoir le cauchemar. »

Le comptable. Le cauchemar ! Allons donc ! Vous avez promis de ne plus baptiser le vin et vous vous êtes rendu l'avenir présent : un galon vous tombera prochainement sur les bras...

Le gardien. Hein, que racontez vous là ?... Tous deux partent à la consultation ; le *gaffe* a l'air préoccupé, il se rapproche du comptable : Est-ce bête, les rêves ? Au moins, pas d'indiscrétion, mes collègues me blagueraient d'importance... Tiens ! le contrôleur et le chef... de la tenue !

∴

LA CONSULTATION (1)

Escortés par le premier gardien, malades et flemmards se sont rendus, clopin clopant, à la salle de consultation. Aussitôt que, sous le porche d'entrée, se montre le docteur, les conversations cessent, les attitudes se modifient, les figures s'allongent. Fâcheux présage ! *celui-ci lit son journal.* « Faisons de la diplomatie, marmottent les détenus. Notre homme est mal *luné*. »

Devant cette impression, la plupart des affections s'évanouissent, car le *toubi* distribue largement la diète et l'ipéca, lorsque l'affluence de ses pratiques dépasse les bornes.

Alors circule un long et sourd murmure de malédictions. Quel

(1) Le préfet fixe l'heure de la visite journalière ; il accorde les congés n'excédant pas quinze jours et attribue, par intérim, les fonctions de médecin à un docteur de la ville

quefois même, si on n'y prenait garde, certains drôles en viendraient au fait (1).

La scène change, quand les consultants sont peu nombreux ; repos par-ci, quinquina par-là, on ne voit que des mines souriantes. Malheureusement, le lendemain, au lieu de 25 à 30 pseudo-malades (2), il y en a 50, et force est de revenir au premier système.

Chose digne de remarque, le détenu n'est pas rancunier. Rares sont ceux qui n'oublient pas un mauvais accueil.

Avant de passer au quartier disciplinaire, le médecin vaccine les nouveaux venus et note leurs infirmités, etc.

.˙.

A L'INFIRMERIE

Suivant les prescriptions du docteur, le prisonnier est renvoyé à l'atelier, admis au repos ou à l'infirmerie.

Conduit dans la salle qui lui a été désignée, le malade reçoit

(1) A la date du 13 mai 1901, le nommé Gendre (n° d'écrou 4450), âgé de vingt-quatre ans — qui avait été soumis au régime de l'isolement, du 27 juin 1898 au 4 avril 1901, à Nice — se présentait à la consultation, alléguant de la gêne dans la respiration, un embarras gastrique, etc. Le docteur lui ayant prescrit 1 gr. 50 d'ipéca et un jour de repos, Gendre quitta, sans raison apparente, le coin réservé aux condamnés reconnus malades, et courut à son atelier. Il y rentra, l'air calme, s'arma d'un tranchet et revint vers le docteur qu'il somma, dans une attitude menaçante, de retirer la prescription... « Sinon ! sinon !... », rugissait-il. Et, ce forcené allait passer de la menace à l'action, lorsque le gardien infirmier-major, le saisissant prestement par les épaules, l'entraina, avec l'aide d'un collègue, jusque dans le vestibule, où une pression vigoureuse lui fit lâcher l'arme qu'il tenait dissimulée dans la manche de sa veste (planche 10).

(2) Pour une bonne moitié, l'unique désir est de se voir, en demandant un verre de tisane, des frictions à l'alcool camphré, un pansement pour les dents, etc.

Dans la seconde catégorie, il en est à peine deux ou trois de réellement malades. L'expression extérieure de souffrance vraie signale ces derniers à l'attention du médecin. A en juger par leurs plaintes bruyantes, les autres seraient à l'article de la mort : affaissement général, larmes dans les yeux, trémolos dans la voix, mouchoir noué autour de la tête, etc., etc., rien ne manque pour inspirer la pitié. Ceux-là sont des paresseux qui, n'ayant fourni qu'une tâche insuffisante, ne reculent devant aucun truc pour échapper aux rigueurs du règlement (*La Maison centrale de Nîmes*, pages 139, 140, 141).

une paire de sandales, des vêtements propres et se couche (planche 11).

Le lit comprend : un paillasse, un matelas, un traversin, un oreiller, une paire de draps, deux couvertures en laine et une couchette en fer.

A chaque lit, il est joint : une table de nuit, une descente de lit, une chaise de paille et certains objets mobiliers de toute nécessité, tels que planchette d'infirmerie, pots à tisane, gobelet en étain.

Une étiquette, fixée sur un carré de carton accroché au mur, donne le nom du malade, son numéro d'écrou et la date de son entrée.

Vaste est le local de l'infirmerie.

Cinq fenêtres au nord et cinq au midi éclairent et aèrent les salles ; bien qu'opposées deux à deux, ces ouvertures ne sont ni assez larges, ni assez hautes.

Comme moyen de chauffage, c'est aux poêles de fonte qu'on a recours. Un récipient d'eau en ébullition remédie à la dessiccation de l'air.

Entre les salles et les chambres d'isolement, se trouvent, au fond d'un petit couloir, les cabinets d'aisances. Il s'en dégage, parfois, une odeur si horrible qu'on risque d'en perdre l'odorat. Placées dans le sous-sol du jardin, les tinettes mobiles devraient être en communication, par le tuyau de chute, avec le toit.

Devant l'infirmerie se dresse l'atelier d'espadrilles, dont les quatre murs, de peu de valeur, sont à raser : ils empêchent la pénétration de la lumière dans le rez-de-chaussée et réduisent à rien le préau des vieillards.

En cas de décès et après toute maladie grave, la paille des paillasses est renouvelée, le matelas est rebattu ainsi que le traversin, la laine est exposée à l'air, lavée, les draps et les couvertures passés à la lessive. Parfois même, vu le *manque d'étuve*, la literie entière est jetée au feu.

On désinfecte les chambres d'isolement par le procédé Trillat ; puis, les murs sont badigeonnés à la chaux, les parquets nettoyés et cirés.

.·.

LA VISITE

Acré ! le toubi.

Pharmacien (1), gardien, etc., l'accompagnent.

Le médecin est chargé du traitement de toutes les maladies, tant internes qu'externes. Néanmoins, chaque fois qu'il s'agit d'une opération chirurgicale de nature à entraîner la perte d'un membre ou la mort, cette opération, il ne peut la pratiquer, sans que la nécessité en ait été reconnue, à la suite d'une consultation avec un chirurgien de la ville.

Etaient à l'infirmerie le 31 décembre 1899 : 22 individus : grippe, 3 ; rhumatisme articulaire, 2 ; entérite, 2 ; insuffisance valvulaire, 1 ; phtisie, 1 ; broncho-pneumonie, 1 ; congestion pulmonaire, 1 ; ramollissement cérébral, 1 ; angine, 1 ; embarras gastrique, 1 ; anémie, 1 ; tumeur blanche, 1 ; rétrécissement de l'urètre, 1 ; phlegmon, 1 ; entorse, 1 ; écrasement de l'index, 1 ; conjonctivite, 1 ; psoriasis, 1.

.·.

RÉGIME ALIMENTAIRE

A 9 heures a lieu le déjeuner des malades.

Le régime alimentaire comprend six degrés : la ration entière, les trois quarts de ration, la demi-ration, le quart, la soupe et la diète de pain. (*Voir tableau, page suivante.*)

La diète de pain ne comporte que des boissons alimentaires (lait, bouillon) (2), en quantité indéterminée.

(1) Depuis le 10 février 1902, le pharmacien n'assiste plus à la visite. C'est l'infirmier-major qui tient les cahiers. Le docteur signe ensuite les prescriptions.

(2) Le bouillon gras s'obtient par la cuisson de 400 grammes de viande avec 60 grammes de légumes frais, pour un litre d'eau. Le bouillon maigre est préparé avec 85 grammes de légumes frais et 18 grammes de beurre.

	Portion	3/4	1/2	1/4
	—	—	—	—
Pain (1) table	500 gr.	450 gr.	400 gr.	250 gr.
Pain (1) soupe	100 —	80 —	60 —	60 —
Soupe grasse et maigre	8 déc.	6 déc.	6 déc.	6 déc.
Vin (2)	4 —	3 —	2 —	2 —
Cidre ou lait	8 —	6 —	4 —	4 —
Régime gras : viande (3) cuite et sans os	200 gr.	130 gr.	100 gr.	60 gr.
Maigre : légumes secs	120 —	3 œufs et 24 gr. de beurre	2 œufs ou 250 gr. pruneaux	2 œufs ou 125 gr. pruneaux
Maigre : ou légumes frais	250 —			
Maigre : et beurre	15 —			

Le dimanche et le jeudi, le pain de soupe est remplacé par des pâtes d'Italie. Il y a, ces jours-là, rata de mouton et de veau.

Un convalescent est-il à la demi-ration ou au quart de ration, des aliments gras ou maigres, autres que ceux du régime ordinaire — côtelette, bifteck, poisson, volaille, légumes frais, etc., au choix du docteur — peuvent lui être prescrits, à la condition, toutefois, de ne pas appliquer ce régime dit *particulier* à plus d'un cinquième de la population de l'infirmerie.

***

A LA PHARMACIE

C'est par l'intermédiaire de l'économe que le pharmacien (4) pourvoit aux besoins du service de santé.

Il se conforme au Codex pour les préparations officinales, et aux prescriptions du médecin pour les préparations magistrales.

(1) Le pain des malades *doit* être composé de farine de pur froment blutée.

(2) C'est du pénitencier de Chiavari (Corse) que vient le vin.

(3) Il ne sera fourni que du bœuf ou de la vache de bonne qualité, à moins que le préfet, sur le rapport du médecin et l'avis du directeur, ne juge préférable d'autoriser les fournitures du veau et du mouton jusqu'à concurrence d'un tiers (cahier des charges).

(4) En cas d'accident et en l'absence du docteur, le pharmacien donne les premiers soins. L'administration décide, ensuite, s'il y a lieu de mander un médecin de la ville.

Tous les ans, au 1er janvier, il inventorie et catalogue, sous les numéros 71 à 99 inclus de la *nomenclature* (1), les produits « existants ».

Les commandes, faites pendant l'année, indiquent la nature et le chiffre des « entrées ». Les vides, constatés dans les tiroirs, bocaux, etc., et consignés — à l'unité et au poids — sur un registre *ad hoc*, représentent les « sorties ».

Parmi ces dernières, sont seules justifiées celles prescrites à la consultation et dans les salles (2).

Il y a donc lieu de s'étonner que les drogues, extraits, objets divers qui, de temps à autre, sortent sous la rubrique d' « avariés », ne soient pas présentés à l'examen du docteur, lequel, aux termes du règlement du 5 octobre 1831, a le devoir d'inspecter, une fois par mois, la pharmacie.

⁂

ONZE HEURES

Le gardien, in petto. — Depuis la visite, *je n'ai pas arrêté* d'une seconde : distribution de tisane vineuse, thé, etc. ; examen des médicaments remis au panseur ; fait signer les médecin, pharmacien, directeur ; compté le linge sale (samedi)... Quand ce sera fini, il ne sera que tôt !

Le comptable. — Le registre des admissions et celui de clinique sont à jour ; le « mouvement de la population » et le carnet des distributions journalières du potard aussi. A la feuille des vivres,

(1) A la date du 30 décembre 1902, sur la demande du ministre de l'Intérieur, l'Académie de médecine a dressé la *liste limitative des médicaments, produits pharmaceutiques, ainsi que des matières et objets de pansement, à employer dans les infirmeries des maisons centrales de France et des pénitenciers agricoles.*

D'après la circulaire du 20 février 1903, à laquelle est annexé le rapport de l'Académie, *les médecins restent maîtres de prescrire l'emploi de tout médicament en dehors de la nomenclature, à la condition d'exposer, sans délai, les motifs de leur dérogation à la liste établie.*

(2) Avoir décidé que le pharmacien exécutera, pour les besoins du personnel de garde, les ordonnances des médecins de la ville, est une entorse sérieuse à l'article 11 de l'arrêté du 15 septembre 1870 : les gardiens doivent être soignés dans l'établissement

maintenant, de filer. Il est l'heure de déjeuner (1). Dieu merci !

La table de la cuisine est bientôt occupée par les employés. Tout d'abord, on n'entend que le bruit des cuillers ; puis, au fur et à mesure que les assiettes se vident, chacun contemple la bonne mine de son voisin et hasarde une plaisanterie...

Watteau, entrant. — Monsieur le gardien, le n° 1 est mort.

Le gardien. — Tant pis ! mais je suis à ses ordres. Savez-vous s'il a demandé de ***ne pas aller à Montpellier ?*** (2).

Watteau. — Oui, certes.

Le tisanier. — Et à ses volontés on doit être soumis...

Le comptable. — D'autant plus qu' « aucun texte, ayant une valeur légale, n'autorise la remise des cadavres à la Faculté de médecine » (3).

Le gardien. — Vous parlez comme un livre... C'est bon. Si le défunt n'est pas réclamé par sa famille (4), on priera le curé de le conduire au cimetière. En attendant, infirmiers, montons à la salle du midi.

∴

DANS LE COULOIR DES SALLES

Autour du poêle sont assis : Cardiaque, Pruneau, Rétréci, Psoriasis et Syphilis.

Cardiaque fut le bras droit de l'économe, à qui il a cessé de plaire, parce qu'un peu de repos lui est dû ; Pruneau (planche 13) est un petit vieux Marseillais, démoli par le régime de la déten-

(1) Suivant les clauses de l'art 60 du cahier des charges, les détenus, attachés au service de l'infirmerie, ne reçoivent, en fait de vivres, que la portion entière des malades et une ration de vin (planche 12, exécutée par les n°s 2705 et 3480).

(2) Les autopsies ne sont faites que dans le cas de nécessité absolue. Le résultat en est consigné sur le bulletin individuel statistique et médical du prisonnier.

(3) Une note de service, en date du 26 juillet 1902, émanant de l'autorité supérieure, ordonne de cesser, jusqu'à nouvel ordre, ces sortes d'envoi, la question étant à l'étude.

(4) La famille est prévenue, par l'intermédiaire du maire de la ville que, dans la vie libre, habitait le condamné.

tion ; Rétréci se trouve bien de la dilatation progressive ; Psoriasis protégeait « Nina », à Nice. Quant à Syphilis — une figure de connaissance, en traitement pour grippe — il était, naguère, le maître de chapelle du *ratichon*.

Cardiaque. — Alors, mon vieux Syphilis, tu as abandonné la musique.

Syphilis. — Le docteur m'a admis, hier, à l'infirmerie, sans autre explication sur mon état de santé qu'une grimace de mauvais augure.

Cardiaque. — On ne sait jamais ce qu'il pense, le docteur. Fallait voir comme il m'a ausculté ! Tout le monde doit me croire foutu. En vérité, mieux eût valu qu'il diagnostiquât une autre maladie. Avec une lésion au cœur, on a plus à boire qu'à manger, et c'est embêtant de demeurer sur son appétit.

Pruneau. — Prends patience. Le jour où il aura le cœur content, glisse-lui que tu as la dent creuse, il comprendra.

Cardiaque. — Tu me rassures, car ce diable de *toubi* ne jouit pas d'une bonne réputation.

On dit qu'il considère la visite comme une répugnante corvée ; qu'il est souvent inquiet, un peu plus qu'il ne faut ; qu'il a un regard sinistre et une physionomie rébarbative ; qu'il tient le détenu pour parasite, pour propre à rien ; qu'il ne songe qu'à tailler, couper dans le vif, scier ; qu'il combat la misère physiologique par la diète ; qu'il abuse du régime lacté et, dernier grief, qu'il ne proteste pas contre l'abominable nourriture de la population.

Aussi, ne suis-je venu ici qu'en tremblant et avec la chair de poule.

Rétréci. — C'est comme moi. Mais quel n'a pas été mon étonnement ! le docteur m'a sondé et je n'ai pas reconnu en lui l'homme fantasque et bourru de la consultation.

Le gardien, passant la tête par-dessus le mur du couloir. — Silence ! là-dedans. Et vous, le *galeux !* rentrez dans votre *boîte*, vous pourriez *empoisonner* la maison... Revenant vers les infirmiers : Alors, point de doute, le n° 1 est bien mort ! Jetez un drap sur son cadavre (1) et redescendons.

(1) Le cadavre n'est porté à la chambre mortuaire que deux heures après le décès.

.˙.

EXTRACTION DES DENTS

A midi, le gardien file chez lui. Vers 1 heure, il préside à la douche des libérables. Nous le rencontrons, bientôt après, dans le laboratoire du pharmacien.

Le gardien. — Vous êtes deux ? Avancez... le premier ! Quelle dent désirez-vous faire arracher ?... Ah ! une incisive ?... Mais ce n'est qu'un chicot. Tenez ! voici un peu de coton imbibé de créosote, placez-le contre et cela endormira le mal. Si ça ne l'endort pas, vous verrez bien... Approchez... le second !... A la bonne heure ! une molaire du bas... Ouvrez davantage la bouche... que je l'examine !... Parfait !... Panseur, donnez un siège à cet homme... Il renverse la tête du patient et... au cri de douleur, poussé par l'opéré, se mêle un cri de triomphe : Sacrée garce ! elle ne voulait pas venir (planche 14).

Le panseur. — Je la croyais cariée.

Le patient, en larmes. — Tu me la bailles belle. C'est que M. le gardien s'est trompé... il a laissé la mauvaise... Mais oui, monsieur, le *domino* que je vous ai indiqué est encore à sa place...

Le gardien. — Comment ! il y a eu erreur ? Dans ce cas, remettez-vous sur la chaise... Ah ! vous ne voulez pas ? Eh bien ! soit. *Foutez le camp !*... regardant le panseur : Dirait-on pas ! Voilà une *vermine* à qui j'extrais une dent, et qui, pour tout remerciement, se tire des pieds comme s'il avait le feu au c... Qu'il se représente !... je l'arrangerai ! (1).

(1) Quand ce dentiste-amateur quitta l'infirmerie (mars 1900), l'administration de l'établissement manda, *comme par le passé*, un professionnel de la ville. Mais, se ravisant — les honoraires de ce dernier s'étant élevés à la somme de 360 francs, pour une période de 18 mois — elle invita le docteur, conformément aux prescriptions du 5 juin 1860, à arracher les dents (7 décembre 1901).

Quelques difficultés surgirent, lentement aplanies ; et, au mois de juin 1902, un praticien-spécialiste fut officiellement désigné pour le service de la prison.

***

AU JARDIN

Le pansement des plaies et la distribution des médicaments, aux hommes en traitement hors de l'infirmerie, commencent à 2 heures. C'est en présence du contrôleur qu'à 3 heures se délivrent, devant le magasin de l'économat, les vivres prescrits, le matin, pour la journée du lendemain. On dîne à 4 heures. Entre les repas, le jardin est ouvert aux convalescents.

Deux condamnés pour attentats à la pudeur sont à causer ensemble :

A... — Ce qu'on s'embête, ici !

B... — Il sied même d'ajouter que la carcasse se détériore sérieusement. Mais, avant deux mois, vive la liberté !

A... — Peste ! tu me fais envie. Je n'espère pas tirer, de si tôt, ma révérence à ces plates-bandes.

B... — Pourquoi as-tu été puni de la prison ? Quand je suis arrivé dans le *boudar*, tu t'y trouvais déjà.

A... — Grand curieux !

B... — Ma question s'explique. Je t'ai aperçu, glissant une *sèche* à un *girond ;* et, entre *amateurs*, on peut tout se dire.

A... — Alors, *tu en es* aussi ?

B... — Je te crois !

A... — Mon cher, on m'a logé *chez l'oncle*, parce qu'un père n'a pas le droit de faire joujou avec sa fille. Et toi ?

B... — Moi, j'ai violé une *gosse*.

A... — Cela t'a valu... combien ?

B... — Trois ans.

A... — Pour m'être frotté, sans plus, à la *chose*, j'en ai attrapé cinq... Vrai ! il n'y a pas de justice, en France !

***

APRÈS LE DINER

Les individus portés : « sortants », sur le cahier de visite, sont conduits à l'atelier.

Durant ce laps de temps, les employés *grillent un peu*.

A 7 heures, vérification de l'effectif et *bouclage*. Le comptable devient alors le chef de l'infirmerie.

Bientôt tout se tait, les paupières s'abaissent ; malades, convalescents, etc., passent dans les bras du sommeil (1).

***

SERVICE MÉDICAL

De 1825 à 1868, un médecin et un chirurgien exercèrent parallèlement dans la maison centrale. L'établissement renfermait alors une population moyenne de 1.200 hommes, au moins, et l'infirmerie en comptait 50 à 60 au lit.

Pendant la période qui s'étend de 1868 à 1900, le nombre des détenus oscilla autour de 950 et la moyenne des malades ne dépassa pas le chiffre de 30. Depuis 1868, un seul docteur est chargé du service de santé.

Le docteur tient un cahier de clinique dans lequel sont indiqués, pour chaque individu, la nature, le caractère, les phases de la maladie, et il dresse, tous les ans, une statistique des affections, décès, etc.

Il visite tous les condamnés qui sollicitent leur admission au quartier des vieillards, un changement de travail ou d'atelier, une diminution de tâche, un supplément de vivres, etc. C'est sur son avis motivé que le directeur (2) décide de façon définitive.

Au docteur incombe aussi le devoir de faire connaître, par écrit, son opinion (3) sur toutes les questions qui intéressent la santé et sur toutes celles relatives au service.

(1) Suivant les nombreuses observations des gardiens et les miennes, 40 p. 100 des condamnés dorment accroupis, du côté droit ; 30 p. 100 se couchent sur le dos ; 20 p. 100, sur le côté gauche ; 10 p. 100 prennent des positions indéterminées.

(2) Parmi les directeurs, les uns sortent de l'administration pénitentiaire, ils en ont gravi tous les échelons : économe, agent comptable, contrôleur ; les autres ont appartenu au corps des instituteurs de prison. D'aucuns enfin sont d'anciens officiers ou fonctionnaires de l'administration centrale.

(3) Les rapports des docteurs ne sont, généralement, transmis à l'autorité supérieure qu'en extraits. Souvent même, ils n'arrivent pas à destination.

« Chaque fois, disait Ferrus (1), qu'ils ont un avertissement important à donner, les médecins ne doivent céder à aucune considération personnelle ; mais, en même temps, ils se tiendront en garde contre eux-mêmes, afin de ne pas s'ériger légèrement en censeurs et de ne pas confondre les incitations de l'amour-propre avec celles du zèle et du dévouement. » Et il ajoutait : Dans le but d'assurer l'hygiène des prisons, il y a lieu d'étendre leurs obligations sérieuses. Les astreindre, notamment, à un examen plus attentif (état physique et moral) des détenus, à se prononcer sur les limites qu'il peut être convenable d'assigner, en certains cas, à la durée des travaux, sur la nature des industries existant ou à introduire dans l'établissement, enfin, sur le genre d'occupations que la constitution de chaque condamné l'appelle plus particulièrement à exercer.

Mais, pour avoir le droit d'exiger le strict accomplissement de ces multiples fonctions, l'Etat devrait servir aux médecins un traitement suffisant, je dirai presque *honorable* (2), leur permettant de consacrer plus de temps au service de la prison.

(1) *Des prisonniers, de l'emprisonnement et des prisons*, pages 465, 466, 467 : Baillière, Paris, 1850.

(2) Dans certains établissements (maison d'arrêt de Nîmes, par exemple), le médecin est moins payé que le curé.

II

Constitution, état général, maladies nettement caractérisées et infirmités (à l'arrivée) des 859 condamnés, détenus à la Maison centrale de Nîmes, le 24 mars 1896.

On rencontrait comme constitution et état général (voir tableau suivant) :

	Très bons	Pour cent	Bons	Pour cent	Passables	Pour cent	Mauvais	Pour cent	Très mauvais	Pour cent	TOTAUX	
Vol simple, etc.	32	8.86	217	60.11	66	18.28	40	11.08	6	1.66	361	99.99
Vol qualifié, etc.	12	8.69	87	63.04	19	13.76	20	14.49	»	»	138	99.98
Vol, vagabondage, mendicité	2	10 »	10	50 »	6	30 »	2	10 »	»	»	20	100 »
Vagabondage, outrages aux magistrats	5	17.85	14	50 »	3	10.71	5	17.85	1	3.57	28	99.98
Violences, coups, rébellion.	19	21.11	49	54.44	10	11.11	12	13.33	»	»	90	99.99
Coups et blessures (mort)	2	11.76	12	70.58	»	»	3	17.64	»	»	17	99.98
Menaces de mort, suppression d'enfant, empoisonnement, homicide, assassinat, etc.	1	11.11	5	55.55	2	22.22	1	11.11	»	»	9	99.99
Meurtre, etc.	3	8.33	17	47.22	10	27.77	5	13.88	1	2.77	36	99.97
Attentats à la pudeur, etc.	»	»	28	44.44	15	23.80	17	26.98	3	4.76	63	99.98
Viol	»	»	1	100 »	»	»	»	»	»	»	1	100 »
Détournement de mineurs.	»	»	»	»	2	66.66	1	33.33	»	»	3	99.99
Escroquerie, banqueroute, faux, etc.	2	2.66	52	69.33	14	18.66	7	9.33	»	»	75	99.98
Fausse monnaie.	1	8.33	10	83.33	1	8.33	»	»	»	»	12	99.99
Incendie.	»	»	2	40 »	»	»	3	60 »	»	»	5	100 »
Fabricat. d'engins explosifs.	1	100 »	»	»	»	»	»	»	»	»	1	100 »
	80		504		148		116		11		859	

Examinés à ce point de vue, les condamnés pour coups et blessures ayant entraîné la mort, pour violences, coups, rébellion, pour vols — tous individus, chez lesquels la force apparaît comme un facteur important dans l'exécution des crimes et délits — viennent en tête, à côté des faux monnayeurs et des escrocs, personnages qui vécurent dans l'aisance.

Derrière eux, prennent rang les détenus pour outrages aux magistrats, pour menaces de mort, etc., pour vagabondage, pour meurtre, les attentats-mœurs, les incendiaires. C'est à l'ivrognerie, au nombre des condamnations, aux tares nerveuses, etc., qu'est imputable l'infériorité constitutionnelle de ces prisonniers.

En groupant, on trouve :

	Vols, etc.		Escroq^{rie}, etc.		Attentats-vie		Attentats-mœurs	
	Nomb.	p. 100	Nomb.	p. 100	Nomb.	p. 100	Nomb.	p. 100
Très bons. . .	53	9.38	2	2.66	25	16.44	»	»
Bons	340	60.17	52	69.33	83	54.60	29	43.28
Passables . . .	95	16.81	14	18.66	22	14.47	17	25.37
Mauvais. . . .	70	12.38	7	9.33	21	13.81	18	26.86
Très mauvais .	7	1.23	»	»	1	0.65	3	4.47
	565	99 97	75	99.98	152	99.97	67	99 98

Soit :

	Crimes-propriétés		Crimes-personnes		Ensemble	
	Nombre	p. 100	Nombre	p. 100	Nombre	p. 100
Très bons	55	8.59	25	11.41	80	9.31
Bons.	392	61.25	112	51.14	504	58.67
Passables.	109	17.03	39	17.80	148	17.22
Mauvais	77	12.03	39	17.80	116	13.50
Très mauvais. . .	7	1.09	4	1.82	11	1.28
	640	99.99	219	99.97	859	99.98

Ainsi, deux tiers des escrocs, des attentats-vie et des voleurs, etc., jouissent d'une constitution et d'un état général très satisfaisants. 43,28 p. 100, seulement, des condamnés pour attentats aux mœurs méritent le qualificatif de bons.

Et les criminels contre les propriétés donnent une proportion de gens vigoureux supérieure (de 7,39 p. 100) à celle des criminels contre les personnes.

En somme, considérée dans son ensemble, la population de l'établissement ne se présente pas trop mal.

***

Parmi ces 859 hommes, on compte 270 malades et infirmes (soit une proportion de 31,43 p. 100), dont voici la répartition :

1° *Au point de vue des crimes et délits.*

	Malades et infirmes		Population totale		P. 100
Vol simple, etc.	115	sur	361	soit	31.85
Vol qualifié, etc.	32	—	138	—	23.18
Vol, vagabondage, mendicité	6	—	20	—	30 »
Vagabondage, outrages aux magistrats	7	—	28	—	25 »
Violences, coups, rébellion	22	—	90	—	24.44
Coups et blessures (mort)	4	—	17	—	23.52
Menaces de mort, empoisonnement, etc.	3	—	9	—	33.33
Meurtre, etc.	17	—	36	—	47.22
Attentats à la pudeur, viol, etc.	33	—	67	—	49.25
Escroquerie, banqueroute, etc.	24	—	75	—	32 »
Fausse monnaie	3	—	12	—	25 »
Incendie	4	—	5	—	80 »
Fabrication d'engins explosifs	»	—	1	—	» »
	270		859		

Et, si on groupe :

Vol, vagabondage, mendicité, outrages aux magistrats, fausse monnaie, incendie, explosifs	167	sur	565	soit	29.55
Escroquerie, banqueroute, etc.	24	—	75	—	32 »
Attentats-vie	46	—	152	—	30.26
Attentats-mœurs	33	—	67	—	49.25
	270		859		

Soit :

	Malades et infirmes		Population totale		P. 100
Crimes-propriétés	191	sur	640	soit	29.84
Crimes-personnes	79		219	—	36.07
	270		859		

2° *Au point de vue de la naissance.*

Légitimes	259	sur	820	soit	31.58
Naturels	10		36		27.77
Trouvés	1	—	3	—	33.33
	270		859		

3° *Au point de vue de la nationalité.*

Français — Continent	171	sur	545	soit	31.37
Français — Corse	43	—	107		40.18
Italiens	31	—	130	—	23.84
Espagnols	7	—	23	—	30.43
Arabes	4	—	13	—	30.76
Divers	14		41	—	34.14
	270		859		

4° *Au point de vue de l'âge.*

De 16 à 20 ans	25	sur	108	soit	23.14
De 20 à 25 ans	39		172	—	22.67
De 25 à 30 ans	41	—	167	—	24.55
De 30 à 40 ans	69	—	218	—	31.65
De 40 à 50 ans	54	—	129	—	41.86
De 50 ans et plus	42	—	65	—	64.61
	270		859		

5° *Au point de vue de l'état-civil.*

Célibataires	196	sur	655	soit	29.92
Mariés	54	—	162	—	33.33
Veufs	16	—	35		45.71
Divorcés	4		7	—	57.41
	270		859		

6° *Au point de vue de la profession.*

	Malades et infirmes		Population totale		P. 100
Propriétaires, rentiers	3	sur	11	soit	27.27
Employés de banque et de commerce	22	—	66		33,33
Commerçants, fabricants	12	—	32	—	37.50
Professions alimentaires	21	—	65	—	32.30
Ouvriers d'ateliers et de fabriques	49	—	151		32.45
Ouvriers du bâtiment et du mobilier	26	—	92		28.26
Professions agricoles (journaliers, domestiques)	99	sur	348	soit	28.44
Nomades	18	—	46	—	39.13
Sans profession	20	—	48		41.66
	270		859		

7° *Au point de vue du degré d'instruction.*

Illettrés	48	sur	126	soit	38.09
Sachant lire	26	—	82	—	31.70
— lire, écrire	146		528	—	27.65
— lire, écrire, calculer	32	—	93	—	34.40
Instruction primaire	17	—	27		62.96
Instruction supérieure	1	—	3		33.33
	270		859		

8° *Au point de vue de la population.*

Urbains	146	sur	486	soit	30 04
Ruraux	124	—	373	—	33.24
	270		859		

9° *Au point de vue du domicile.*

Avec domicile	165	sur	568	soit	29.04
Sans domicile	105	—	291		36.08
	270		859		

10° *Au point de vue du nombre des condamnations.*

Sans condamnation antérieure	73	sur	252	soit	28.96
Condamnés 1 fois	42	—	143	—	29.37
— 2 fois	36		114	—	31.57
— 3 fois	23		82	—	28.04
— 4 fois	29	—	69	—	42.02
— 5 fois	16	—	52	—	30.76
6 à 10 fois	32	—	95		33.68
10 à 20 fois	15		42	—	35.71
— 20 fois et plus	4	—	10		40 »
	270		859		

11° *Au point de vue du travail.*

	Malades et infirmes		Population totale		P. 100
	—		—		—
Oisifs	171	sur	563	soit	30.37
Travailleurs	99	—	296	—	33.44
	270		859		

12° *Au point de vue de l'ivrognerie.*

Ivrognes	135	sur	329	soit	41 03
Sobres	135	—	530	—	25.47
	270		859		

13° *Au point de vue du libertinage et de la débauche.*

Libertins et débauchés	119	sur	311	soit	38.26
Ni libertins ni débauchés	151	—	548	—	27.55
	270		859		

14° *Au point de vue du concubinage.*

Vivant en concubinage	32	sur	96	soit	33.33
Ne vivant pas en concubinage	238	—	763	—	31.19
	270		859		

15° *Au point de vue de la note de la commune.*

Bien notés	7	sur	38	soit	18.42
Mal notés	263	—	821	—	32.03
	270	—	859		

Toutes proportions gardées, ce sont les incendiaires, les attentats-mœurs, les meurtriers et assassins, qui comptent le plus de malades et d'infirmes. Moins mal partagés sont les escrocs, les voleurs et vagabonds, les faux monnayeurs. Parmi les heureux se rangent les condamnés pour violences, pour coups et blessures (mort), pour vols qualifiés.

En groupant les criminels, on observe une forte proportion de malingres chez les attentats-mœurs, comparativement aux autres catégories.

Les escrocs, les attentats-vie, les voleurs se serrent de près,

Et chez les crimes-propriétés, on rencontre plus de gens sains que chez les crimes-personnes.

Il semble rationnel d'attribuer la supériorité numérique des enfants légitimes à l'élimination que, dans les premières années de la vie, le manque de soins pratique chez les enfants naturels.

Les Français et les individus de nationalités diverses (y compris les Espagnols et les Arabes) occupent le milieu de l'échelle pathologique ; au bas, on remarque les Italiens ; tout en haut, se montrent les Corses : les notices individuelles, fournies par le Parquet, signalent l'abus de l'alcool chez 50,46 p. 100 de ces derniers.

A partir du moment où l'individu est devenu homme, le nombre des souffreteux progresse avec l'âge.

Les célibataires en fournissent moins que les mariés.

Un long passé d'inconduite ou de chagrins domestiques donne le pas aux veufs et aux divorcés.

Grâce à la vie au grand air et à de meilleures conditions d'hygiène, les propriétaires, les ouvriers du bâtiment et du mobilier, les journaliers, etc., sont mieux portants que les ouvriers d'ateliers et de fabriques, les professions alimentaires, les employés, les commerçants, etc.

Chez les nomades et les sans profession, le vice et les privations semblent devoir être incriminés.

Tout comme l'ignorance grossière, les plus hauts degrés d'instruction produisent de fâcheux effets sur l'individu.

C'est l'affluence des campagnards dans les villes et leur moindre résistance à l'action nocive du milieu industriel qui expliquent la prédominance maladive des ruraux sur les urbains.

Une condition de santé, c'est d'avoir un domicile.

La vie carcérale prédispose à la maladie.

Le travail fatigue et use.

Enfin, des affections de toutes sortes guettent l'ivrogne, le libertin et le débauché.

∴

Chez ces 270 condamnés, les maladies et infirmités étaient au nombre de 363, soit :

Au point de vue des crimes et délits.

	Maladies et infirmités		Malades et infirmes		Unité
Vol simple, etc.	147	pour	115	soit	1.27
Vol qualifié, etc.	37		32		1.15
Vol, vagabondage, mendicité	9		6		1.50
Vagabondage, outrages aux magistrats.	11		7		1.57
Violences, coups, rébellion.	25		22		1.13
Coups et blessures (mort).	11		4		2.75
Menaces de mort, empoisonnement, etc.	5		3		1.66
Meurtre	23		17		1.35
Attentats à la pudeur, viol, etc.	54		33		1.63
Escroquerie, banqueroute, etc.	31		24		1.29
Fausse monnaie	4		3		1.33
Incendie.	6		4		1.50
Fabrication d'engins explosifs	»		»		» »
	363		270		1.34

Et, en groupant :

1° Vols, vagabondage, etc.	214	167	1.28
Escroquerie, etc.	31	24	1.29
Attentats-vie.	64	46	1.39
Attentats-mœurs	54	33	1.63
	363	270	1.34
1° Crimes-propriétés	245	191	1.28
Crimes-personnes.	118	79	1.49
	363	270	1.34

Comme on le voit, les coups et blessures ayant occasionné la mort, les menaces de mort, etc., les attentats mœurs, les outrages aux magistrats, les vagabonds et les incendiaires (moyenne *supérieure* à 1,34), d'une part, les violences, coups, rébellion, les vols qualifiés, les escroqueries et les vols simples (moyenne *inférieure* à 1,34), d'autre part, encadrent les faux monnayeurs et les meurtriers.

Après groupement, l'avantage du nombre, en tant que maladies et infirmités, reste aux attentats mœurs. Et les crimes personnes l'emportent sur les crimes propriétés.

∴

Le tableau suivant donne la liste des maladies *nettement caractérisées* et des infirmités congénitales et acquises.

		Nombre	P. 100	Nombre	P. 100
Appareil circulatoire	Insuffisance valvulaire	24	6.61	86	23.69
	Hypertrophie du cœur	6	1.65		
	Atrophie du cœur	3	0.82		
	Dégénérescence graisseuse	3	0.82		
	Adhérences péricardiques	2	0.55		
	Palpitations	2	0.55		
	Artérite chronique	29	7.98		
	Varices	10	2.75		
	Varicocèle	7	1.92		
Appareil respiratoire	Bronchite bacillaire (1er degré)	9	2.47	33	9.09
	(2me et 3me deg.)	22	6.06		
	Asthme	2	0.55		
Appareil digestif et annexes	Hypertrophie du foie	1	0.27	1	0.27
Appareil génito-urinaire	Urétrite aiguë	7	1.92	9	2.47
	Hydrocèle	1	0.27		
	Fistules urinaires	1	0.27		
Appareil cérébro-spinal et nerveux	Ataxie	1	0.27	21	5.78
	Épilepsie	6	1.65		
	Hystéro-épilepsie	1	0.27		
	Imbécillité	8	2.20		
	Déséquilibration mentale	5	1.37		
Appareil de la vision	Aveugle	1	0.27	71	19.55
	Borgnes	8	2.20		
	Cataracte	1	0.27		
	Astigmatisme	1	0.27		
	Strabisme	11	3.03		
	Myopie	11	3.03		
	Presbytie	26	7.16		
	Atrophie du nerf optique	3	0.82		
	Faiblesse de la vue	4	1.10		
	Conjonctivite chronique	4	1.10		
	Blépharite chronique	1	0.27		
	A reporter	221	60.74	221	60.85

		Nombre	P. 100	Nombre	P. 100
	Report . . .	221	60.74	221	60.85
Appareil de l'ouïe	Surdité légère.	12	3.30	18	4.95
	Surdité prononcée.	5	1.37		
	Surdi-mutité.	1	0.27		
Cachexies	Scrofules	14	3.85	14	3.85
Maladies contagieuses	Accidents syphilitiques . . .	10	2.75	10	2.75
Hernies	Hernie inguinale droite . . .	23	6.33	55	15.15
	— — gauche. .	19	5.23		
	— — double. . .	8	2.20		
	Pointe de hernie à droite. . .	2	0.55		
	Hernie ombilicale	2	0.55		
	Eventrement	1	0.27		
Infirmités diverses	Déviation de la colonne vertébrale	9	2.47	32	8.81
	Boiteux.	5	1.37		
	Manchots	2	0.55		
	Estropiés (pied)	2	0.55		
	Atrophie de la jambe	3	0.82		
	— du bras	1	0.27		
	Ankylose du genou	1	0.27		
	— du coude	1	0.27		
	Tumeur blanche (genou) . .	1	0.27		
	Obésité	4	1.10		
	Bec-de-lièvre	1	0.27		
	Goître	2	0.55		
Vices de prononciation	Bégaiement	4	1.10	5	1.37
	Zézaiement	1	0.27		
Pseudo-gynécomastie		8	2.20	8	2.20
		363	99.74	363	99.93

Il ressort des chiffres que les maladies et infirmités portent surtout sur l'appareil circulatoire (23,69 p. 100), l'œil (19,55 p. 100), l'intestin (hernies, 15,15 p. 100), le poumon (9,09 p. 100), le système cérébro-spinal et nerveux (5,78 p. 100), l'oreille (4,95 p. 100), etc.

Parmi les affections de l'appareil circulatoire, l'artérite chronique (obs. 1, 13, 81, 99, 123), et les insuffisances mitrale et aortique (obs. 101, 139) dominent la scène.

Au-dessous se rangent les varices (obs. 127), le varicocèle (obs. 49) et l'hypertrophie du cœur (obs. 90).

Dans un cas (obs. 146), l'atrophie est la conséquence de la sénilité ; ailleurs, il existe des troubles profonds de la nutrition (tuberculose).

La stéatose des fibres cardiaques (chez 3 alcooliques), les adhérences péricardiques et les palpitations ferment la série.

On rencontre 26 presbytes (obs. 11, 56, 79, 122, 146, 147), 11 myopes (obs. 137, 148), 11 louches (obs. 14, 95, 109, 112), dont 9 de naissance (parmi lesquels, 3 avaient des antécédents héréditaires excellents), 8 borgnes (obs. 48), 1 aveugle (ophtalmie purulente), et certains quidams, atteints de conjonctivite et blépharite chroniques (obs. 139), d'atrophie du nerf optique (syphilis), de cataracte (coup de feu), d'astigmatisme (variole), etc.

A noter un plus grand nombre de hernies inguinales à droite (obs. 81, 94, 104), qu'à gauche (obs. 38, 84, 89, 95, 117), 8 doubles (obs. 102, 124), 2 ombilicales (de naissance) et 1 cas d'éventrement par suite de chute.

7 tuberculeux sur 31 sont sans antécédents judiciaires, les autres ont été condamnés deux et huit fois ; 22 sont âgés de 16 à 30 ans, et 9 de 31 à 45 ans.

Tous les déséquilibrés (obs. 15, 66, 110, 117, 143), appartiennent à des familles de détraqués ou d'ivrognes, et leur maladie est antérieure à la condamnation.

Les 8 individus frappés d'imbécillité (obs. 36, 44, 50, 93, 102, 115, 146, 149) et l'hystéro-épileptique (obs. 65) passent pour avoir des habitudes éthyliques.

Au nombre des épileptiques se trouvent 3 condamnés pour vols (obs. 14), 1 pour vol qualifié (obs. 26), 1 pour coups et blessures (obs. 64), 1 pour attentat à la pudeur (obs. 97). Aucun ne jouit d'une bonne santé ; la nutrition générale est altérée et les facultés intellectuelles apparaissent affaiblies. Pas d'attaques fréquentes. L'affection s'est développée dans l'enfance (hérédité).

Quant à l'ataxique, il est âgé de 40 ans et atteint de syphilis.

Infirme de naissance, le sourd-muet (obs. 92, planche 15) n'a reçu aucune éducation spéciale.

C'est surtout dans les traumatismes et les coups de froid qu'il faut chercher la cause de la surdité (obs. 21, 91, 122, 147).

Chez les bègues, etc., dont 2 condamnés pour attentats à la pudeur (obs. 103), et 3 pour vols, l'infirmité paraît être sous la dépendance de l'hérédité alcoolique.

Les gynécomastes ne sont pas des gynécomastes vrais. Jamais, d'ailleurs, — depuis que je suis médecin de la maison centrale de Nîmes (17 novembre 1887), — je n'ai vu un seul exemple de cette sorte de malformation, qui consiste, chez l'homme, au moment de la puberté, dans une hypertrophie des mamelles, avec arrêt dans le développement des organes génitaux et effémination. Ici, on rencontre seulement des seins de dimension anormale (obs. 18, 75, 111 et planche 16), des hanches très prononcées (obs. 16), mais il n'est aucune malformation à noter du côté des testicules et de la verge. Ajoutons même que la poitrine est parfois très velue. Chez l'un de nos pensionnaires, la succion semble expliquer l'anomalie mammaire.

Abstraction faite de tout groupement, c'est la hernie (15,15 p. 100) qui tient la corde. La bronchite bacillaire (8,53 p. 100) et l'artérite chronique (7,98 p. 100) vont à peu près de pair. La presbytie (7,16 p. 100) et l'insuffisance valvulaire (6,61 p. 100) précèdent la surdité (4,67 p. 100), les scrofules (3,85 p. 100), le strabisme (3,03 p. 100),la myopie (3,03 p. 100). Moins nombreux sont les cas de syphilis (2,75 p. 100),de varices (2,75 p. 100),de déviation vertébrale (2,47 p. 100).Borgnes (2,20 p. 100),imbéciles (2,20 p. 100), et pseudo-gynécomastes (2,20 p. 100) se présentent de front. La main dans la main, s'avancent ensuite les chaude-pissards (1,92 p. 100) et les varicocéleux (1,92 p. 100). Maintenant, voici venir les épileptiques (1,65 p. 100), les bègues (1,37 p. 100), les déséquilibrés (1,37 p. 100). A côté d'eux se tiennent un malade du foie, un fistuleux (obs. 99) et deux individus atteints : l'un, d'hydrocèle (obs. 117), et l'autre, de bec-de-lièvre. Les obèses (obs. 11, 29, 136), les goîtreux et nombre d'infirmes et d'éclopés se disputent la dernière place.

⁂

A l'examen, on rencontre, par catégorie de crimes et délits :

1° *Vols, vagabondage, mendicité, outrages aux magistrats, fausse monnaie, incendie, fabrication d'engins explosifs.*

	Nombre		Population		P. 100
Maladies du poumon	25	pour	565	soit	4.42
— du cœur, etc.	47	—	»	—	8.31
— nerveuses et mentales. .	12	—	»	—	2.12
— des yeux.	43	—	»	—	7.61
— de l'oreille.	9	—	»	—	1.59
Hernies.	32	—	»	—	5.66
Maladies et infirmités diverses. .	39	—	»	—	6.90
Vices de prononciation	2	—	»	—	0.35
Pseudo-gynécomastie	5		»		0.88
	214				

2° *Escroquerie, abus de confiance, banqueroute, faux, etc.*

	Nombre		Population		P. 100
Maladies du poumon.	2	pour	75	soit	2.66
— du cœur, ...	4	—	»	—	5.33
nerveuses et mentales . .	»	—	»		»
— des yeux	14	—	»	—	18.66
— de l'oreille	1		»	—	1.33
Hernies.	5	—	»	—	6.66
Maladies et infirmités diverses . .	5	—	»	—	6.66
Vices de prononciation.	»	—	»	—	»
Pseudo-gynécomastie.	»	—	»	—	»
	31				

3° *Attentats-vie.*

	Nombre		Population		P. 100
Maladies du poumon	4	pour	152	soit	2.63
— du cœur	21	—	»	—	13.81
— nerveuses et mentales . .	4	—	»	—	2.63
des yeux	7	—	»	—	4.60
— de l'oreille	5	—	»	—	3 28
Hernies.	9	—	»	—	5.92
Maladies et infirmités diverses . .	12	—	»	—	7.89
Vices de prononciation.	»	—	»	—	»
Pseudo-gynécomastie.	2	—	»	—	1.31
	64				

4° *Attentats-mœurs.*

	Nombre		Population		P. 100
	—		—		—
Maladies du poumon.	2	pour	67	soit	2.98
— du cœur	14	—	»	—	20.89
— nerveuses et mentales . .	5	—	»	—	7.46
— des yeux	7	—	»	—	10.44
— de l'oreille	3	—	»	—	4.47
Hernies.	9	—	»	—	13.43
Maladies et infirmités diverses . .	10	—	»	—	14.92
Vices de prononciation.	3	—	»	—	4.47
Pseudo-gynécomastie	1	—	»	—	1.49
	54				

Et, si on groupe :

1° *Crimes-propriétés.*

	Nombre		Population		P. 100
Maladies du poumon	27	pour	640	soit	4.21
— du cœur.	51	—	»	—	7.96
— nerveuses et mentales. .	12	—	»	—	1.87
— des yeux.	57	—	»	—	8.90
— de l'oreille	10	—	»	—	1.56
Hernies	37	—	»	—	5.78
Maladies et infirmités diverses. .	44	—	»	—	6.87
Vices de prononciation	2	—	»	—	0.31
Pseudo-gynécomastie	5	—	»	—	0.78
	245				

2° *Crimes-personnes.*

	Nombre		Population		P. 100
Maladies du poumon.	6	pour	219	soit	2.73
— du cœur	35	—	»	—	15.98
— nerveuses et mentales . .	9	—	»	—	4.10
— des yeux	14	—	»	—	6.39
— de l'oreille.	8	—	»	—	3.65
Hernies.	18	—	»	—	8.21
Maladies et infirmités diverses . .	22	—	»	—	10.04
Vices de prononciation.	3	—	»	—	1.36
Pseudo-gynécomastie	3	—	»	—	1.36
	118				

Donc, chez les voleurs, etc., les maladies du cœur sont les plus fréquentes ; puis viennent les affections des yeux, les hernies, les maladies du poumon, du système cérébro-spinal et nerveux, de l'oreille, etc.

Parmi les escrocs, ce sont les affections des yeux qui dominent ; les hernies, les maladies du cœur, du poumon, de l'oreille, etc., apparaissent successivement dans la série.

Chez les attentats-vie, les désordres organiques du cœur se trouvent en tête, suivis de loin par les hernies, les affections des yeux, de l'oreille, du système nerveux, etc., du poumon, etc.

20,89 p. 100 des attentats-mœurs sont atteints de lésions cardiaques. Hernies, affections des yeux, du système nerveux, etc., de l'oreille, bégaiement, lésions pulmonaires se présentent ensuite.

Toutes proportions gardées, on observe plus de maladies du poumon chez les voleurs que chez les attentats-mœurs, les escrocs et les attentats-vie.

Les attentats-mœurs comptent un nombre d'affections du cœur supérieur à celui des attentats-vie, des voleurs, des escrocs.

Pas de troubles nerveux dans le monde des banqueroutiers, faussaires, etc. A ce point de vue, les attentats-vie et les voleurs sont en moins fâcheuse posture que les attentats-mœurs.

Il y a quantité de lésions des yeux chez les escrocs, comparativement aux attentats-mœurs, aux voleurs et aux attentats-vie.

Les affections de l'oreille sont rares parmi les voleurs et les fripons.

Dans la catégorie des attentats-mœurs, les hernies et infirmités diverses attirent l'attention ; c'est là aussi qu'on note, généralement, le bégaiement.

En résumé, les maladies se présentent comme il suit :

1° Chez les crimes-propriétés : affections des yeux, du cœur, hernies, maladies du poumon, du système cérébro-spinal et nerveux, de l'oreille, etc.

2° Chez les crimes-personnes : affections du cœur, hernies, maladies des yeux, du système cérébro-spinal et nerveux, de l'oreille, du poumon, etc.

Et, en comparant les chiffres : moins de maladies du poumon, des yeux et plus d'affections du cœur, du système cérébro-spinal et nerveux, de l'oreille, de hernies, chez les crimes-personnes que chez les crimes-propriétés.

Les rapports entre les maladies et infirmités et la population totale sont consignés ci-dessous :

	Nombre		Population		P. 100
Maladies du poumon.	33	pour	859	soit	3.84
— du cœur.	86	—	»	—	10.01
— nerveuses et mentales . .	21	—	»	—	2.44
— des yeux.	71	—	»	—	8.26
— de l'oreille	18		»	—	2.09
Hernies.	55	—	»		6.40
Maladies et infirmités diverses. .	66		»	—	7.68
Vices de prononciation.	5		»		0.58
Pseudo-gynécomastie	8		»		0.93
	363				

A remarquer le chiffre concernant les affections du système cérébro-spinal et nerveux ; il montre que, parmi les criminels condamnés à une longue peine, la folie (1) se rencontre moins fréquemment qu'on ne se plaît à le croire.

(1) En 30 ans, de 1870 à 1900, 61 individus ont été transférés de la maison centrale dans des établissements spéciaux, comme atteints de formes variées d'aliénation mentale.

Ils étaient âgés : 25, de 18 à 30 ans ; 16, de 30 à 40 ans : 12, de 40 à 50 ans ; 8, de 50 ans et plus.

Chez 52, le délire avait commencé avant l'entrée en prison et probablement avant le crime ; quant aux autres, ils devinrent fous : 2, pendant la deuxième année de captivité, 3 pendant la troisième, 3 pendant la quatrième, 1 pendant la cinquième.

31 subissaient une peine pour vol, 4 pour escroquerie, 1 pour incendie, 2 pour homicide, 2 pour meurtre, 3 pour assassinat, 9 pour coups et blessures, 9 pour attentats a la pudeur. Soit : crimes-propriétés 36, crimes-personnes 25.

Aucun registre n'indique le nombre de ceux qui jouèrent la comédie de la folie, mais il est d'observation courante que les simulateurs seraient légion, si le médecin ne parvenait à découvrir la fraude.

III

Maladies (durant la détention) ayant nécessité l'admission à l'infirmerie. Constitution et état général (au moment de la mise en liberté).

Fin décembre 1901, il n'y avait plus, dans l'établissement, un seul homme faisant partie de notre collection.

Au cours de la peine, 307 sur 859 prisonniers, — soit une proportion de 35,73 p. 100 — furent admis, au moins une fois, à l'infirmerie.

Si on rapproche ces 307 malades de l'ensemble des détenus, on trouve :

1° *Au point de vue des crimes et délits.*

	Malades		Population		P. 100
Vol simple, etc.	124	sur	361	soit	34.34
Vol qualifié, etc.	54	—	138		39.13
Vol, vagabondage, mendicité	4	—	20	—	20 »
Vagabondage, outrages aux magistrats	11	—	28	—	39.28
Violences, coups, rébellion	27	—	90	—	30 »
Coups et blessures mort)	3	—	17	—	17.64
Menaces de mort, suppression d'enfant, empoisonnement, assassinat, homicide, etc., etc.	6		9		66.66
Meurtre, etc.	18	—	36	—	50 »
Attentats à la pudeur, viol, détournement de mineurs	32	—	67	—	47.76
Escroquerie, banqueroute, faux, etc.	21	—	75	—	28 »
Fausse monnaie	4	—	12	—	33.33
Incendie	3	—	5	—	60 »
Fabrication d'engins explosifs	»	—	1	—	» »
	307		859		

Et en groupant :

	Malades		Population		P. 100
	—		—		—
Vols, etc., etc.	200	sur	565	soit	35.39
Escroquerie, etc.	21	—	75	—	28 »
Attentats-vie	54	—	152	—	35.52
Attentats-mœurs	32	—	67	—	47.76
	307		859		

Soit :

Crimes-propriétés	221	sur	640	soit	34.53
Crimes-personnes	86	—	219	—	39.26
	307		859	—	

2° *Au point de vue de la nationalité.*

Français { Continent	183	sur	545	soit	33.57
Français { Corse	49	—	107	—	45.79
Italiens	43	—	130	—	33.07
Espagnols	10	—	23	—	43.47
Arabes	11	—	13	—	84.61
Divers	11	—	41	—	26.82
	307		859		

3° *Au point de vue de l'âge.*

De 16 à 20 ans	38	sur	108	soit	35.18
De 20 à 25 ans	64	—	172	—	37.20
De 25 à 30 ans	50	—	167	—	29.94
De 30 à 40 ans	76	—	218	—	34.86
De 40 à 50 ans	52	—	129		40.31
50 ans et plus	27	—	65	—	41.53
	307		859		

4° *Au point de vue de la population.*

Urbains	121	sur	486	soit	24.89
Ruraux	186	—	373	—	49.86
	307		859		

5° *Au point de vue du nombre des condamnations.*

Sans condamnation antérieure	78	sur	252	soit	30.95
Une condamnation	46	—	143	—	32.16
Plusieurs condamnations	183	—	464	—	39.43
	307		859		

Ainsi qu'on le voit, la proportion des incendiaires, des meurtriers et assassins, des attentats-mœurs est considérable.

Les condamnés pour outrages aux magistrats, pour vol qualifié, pour vol simple, pour fausse monnaie, se comportent moins mal.

Mais ce sont les détenus pour violences, coups, rébellion, pour escroquerie, pour vagabondage, etc., pour coups et blessures (mort), qui supportent le mieux le régime de la prison.

En somme, les voleurs et les attentats-vie sont moins souvent malades que les attentats-mœurs, mais plus que les escrocs. Et les crimes-propriétés se font remarquer par une force de résistance supérieure à celle des crimes-personnes.

Le chiffre des admis à l'infirmerie — qui égale le quart des individus divers, le tiers des Français et des Italiens — est de 43,47 p. 100 chez les Espagnols, 45,79 p. 100 chez les Corses, et s'élève jusqu'à 84,61 p. 100 chez les Arabes.

Il existe plus de malades de 16 à 25 ans que de 25 à 30 ans. A partir de 30 ans, la progression est constante.

Rien de plus facile à comprendre. L'organisme n'atteint son complet développement que vers la trentième année. Passé cet âge, il y a affaiblissement rapide. A 50 ans, le prisonnier est déjà vieux.

A noter une impressionnabilité moitié moindre chez les urbains que chez les ruraux et un rapport direct entre le nombre des malades et celui des condamnations.

***

Les maladies furent :

		Nombre	P. 100	Nombre	P. 100
Appareil circulatoire	Atrophie du cœur	3	0.70	13	3.06
	Insuffisance valvulaire . .	7	1.65		
	Endocardite	1	0.23		
	Palpitations	1	0.23		
	Phlébite	1	0.23		
	A reporter . . .	13	3.04	13	3.06

		Nombre	P. 100	Nombre	P. 100
	Report . .	13	3.04	13	3.06
Appareil respiratoire	Congestion pulmonaire.	6	1.41	68	16.03
	Pneumonie.	2	0.47		
	Pleurésie.	2	0.47		
	Bronchite	25	5.89		
	Asthme	2	0.47		
	Phtisie.	31	7.31		
Appareil digestif et annexes	Angine	8	1.88	44	10.37
	Embarras gastrique.	5	1.17		
	Coliques.	2	0.47		
	Indigestion	3	0.70		
	Diarrhée.	26	6.13		
Appareil génito-urinaire	Cystite.	3	0.70	9	2.12
	Rétention d'urine	2	0.47		
	Orchite	1	0.23		
	Hydrocèle	1	0.23		
	Végétations	1	0.23		
	Paraphimosis.	1	0.23		
Appareil cérébro-spinal et nerveux	Ataxie	1	0.23	7	1.65
	Congestion cérébrale.	2	0.47		
	Ramollissement du cerveau	1	0.23		
	Névralgie faciale.	1	0.23		
	Hystéro-épilepsie.	1	0.23		
	Folie	1	0.23		
Appareil des sens, de la peau et du tissu cellulaire	Conjonctivite.	9	2.12	48	11.32
	Ophtalmie	1	0.23		
	Kératite	2	0.47		
	Otite	1	0.23		
	Stomatite	1	0.23		
	Anthrax	3	0.70		
	Furoncles	3	0.70		
	Abcès froids	18	4.24		
	Kyste	1	0.23		
	Erysipèle.	4	0.94		
	Erythème généralisé	2	0.47		
	Vaccin.	1	0.23		
	Loupes	2	0.47		
Appareil locomoteur	Rhumatisme articulaire.	19	4.48	26	6.13
	Tumeur blanche.	3	0.70		
	Périostite chronique	4	0.94		
	A reporter. .	215	50.50	215	50.68

		Nombre	P. 100	Nombre	P. 100
	Report	215	50.50	215	50.68
Pyrexies	Scarlatine	1	0.23		
	Rougeole	1	0.23	7	1.65
	Fièvre éphémère	2	0.47		
	— typhoïde	3	0.70		
Cachexies	Anémie	43	10.14		
	Usure générale	7	1.65	73	17.21
	Scrofules	22	5.18		
	Cancer	1	0.23		
Maladies contagieuses	Syphilis	3	0.70	4	0.94
	Gale	1	0.23		
	Empoisonnement	1	0.23	1	0.23
Maladies de cause mécanique	Blessures	42	9.90		
	Brûlures	9	2.12		
	Contusions	7	1.65		
	Phlegmon	3	0.70	67	15.80
	Luxation	1	0.23		
	Entorse	1	0.23		
	Fracture	4	0.94		
Épidémies	Variole	2	0.47		
	Dysenterie	3	0.70	51	12.02
	Grippe	46	10.84		
	Taenia	5	1.17	5	1.17
	Oreillons	1	0.23	1	0.23
		424	99.67	424	99.93

Rien à dire sur les 3 condamnés atteints d'atrophie du cœur, ni sur les 7 cas de lésions valvulaires, anciennes.

C'est une crise de rhumatisme qui amena l'endocardite.

La phlébite se déclara, sur un variqueux, à la suite de fatigue.

Chez un masturbateur, il survint des palpitations.

A côté, figurent tous les enfants tuberculeux et asthmatiques, 25 bronchites (dont une dégénéra en phtisie galopante), et 10 maladies graves (2 pleurésies, 2 pneumonies et 6 congestions pulmonaires).

Les angines firent leur apparition sous l'influence du froid.

Dans les affections du tube digestif, il y a lieu d'incriminer les *ingesta*.

Nous relevons, parmi les maladies de l'appareil génito-urinaire : 3 cystites, 1 orchite, 1 hydrocèle (ancienne) et 2 cas de rétention d'urine (l'un, sous la dépendance d'un rétrécissement de l'urètre ; l'autre, à la suite d'un coup de pied sur le périnée).

Un paraphimosis et des végétations furent observés chez 2 *amateurs*.

Sauf le quidam devenu fou à la nouvelle de son divorce et qu'on dut envoyer à Gaillon, tous les malades de l'appareil cérébro-spinal et nerveux achevèrent leur peine, à Nîmes.

L'hystéro-épileptique y mourut.

Signalons, dans cette catégorie, un cas de névralgie *a frigore*, 2 de congestion cérébrale et 1 de ramollissement.

Cinq conjonctivites sur 9 revêtirent un caractère aigu. Elles eurent pour cause le traumatisme (paillettes en fer, à l'atelier de lits) ou le froid et la malpropreté.

Même remarque pour l'ophtalmie et les kératites.

Un courant d'air provoqua l'otite.

La stomatite suivit l'absorption d'une forte lampée de trois-six.

Anthrax, furoncles et maints abcès froids se développèrent sur des gens faibles.

Chez trois solides gaillards, un kyste hématique et plusieurs loupes furent extirpés.

Dans un cas, la vaccination provoqua un vive inflammation du bras.

Les 4 érysipèles de la face se terminèrent heureusement.

Il convient d'attribuer l'érythème à l'irritation produite par la sueur.

A mentionner la fréquence du rhumatisme articulaire aigu, et, en ce qui concerne les tumeurs blanches, l'obligation où l'on fut de recourir à l'amputation.

Liées qu'elles étaient à un mauvais état général, aggravé par la détention, les périostites résistèrent même au grattage.

La scarlatine et la rougeole survinrent chez deux ouvriers de l'atelier d'espadrilles.

Fatigue et auto-intoxication expliquent les fièvres éphémères.

On doit imputer les 3 cas de fièvre typhoïde à l'infection de l'eau de puits par les matières fécales (1).

Profonde fut l'anémie. Sous l'influence de la privation du grand jour et du mouvement, etc., etc., elle amena la scrofule et détermina, à différentes reprises, une invalidité précoce (tuberculose).

Le détenu atteint d'un cancer à l'estomac était âgé de 45 ans.

Les 3 cas de syphilis furent très bénins ; quant à la gale, elle se compliqua de lésions cutanées, à caractère inflammatoire prononcé (eczéma).

Chez un paresseux, de l'arsénite de potasse provoqua des symptômes d'empoisonnement.

Les maladies de cause mécanique sont le résultat de coups volontaires... ou de blessures pendant le travail.

Pour en réduire le nombre, il n'y a qu'à faire appel à une surveillance attentive et à l'application des mesures de protection qu'exige en soi l'exploitation de chaque industrie.

Malgré les précautions prises, à l'arrivée, la variole éclate parfois en prison.

La dysenterie fut due à l'usage de mauvais aliments.

C'est pendant l'hiver que la grippe atteignit son maximum.

Il faut mettre sur le compte du saucisson et de la viande, insuffisamment cuite, les 5 cas de tænia.

Enfin, une parotidite idiopathique se déclara chez un ancien berger.

En résumé, près d'un tiers des maladies se rattachent, sinon à l'épuisement, du moins à la débilité.

Parmi les autres, on peut rencontrer toutes celles qui frappent d'ordinaire la population libre de la ville.

La grippe est la seule affection épidémique fréquente en prison.

Considérées, une à une, par rang de nombre, les affections se placent dans l'ordre suivant :

(1) Actuellement, l'eau que boivent les détenus est l'eau du Rhône, seule, sans mélange, et on a rompu avec l'usage de vider les tinettes mobiles dans les fosses, situées au milieu du préau (nord) : les matières fécales sont emportées, tous les jours.

Grippe (10,84 p. 100) ; anémie (10,14 p. 100) ; phtisie (7,31 p. 100) ; diarrhée (6,13 p. 100) ; bronchite (5,89 p. 100) ; scrofules (5,18 p. 100) ; rhumatisme articulaire (4,48 p. 100) ; abcès froids (4,24 p. 100) ; conjonctivite (2,12 p. 100) ; brûlures (2,12 p. 100) ; angine (1,88 p. 100) ; usure générale (1,65 p. 100) ; contusion (1,65 p. 100) ; insuffisance valvulaire (1,65 p. 100) ; congestion pulmonaire (1,41 p. 100) ; embarras gastrique (1,17 p. 100), etc., etc.

Après groupement (1), on trouve :

Cachexies (17,21 p. 100) ; troubles respiratoires (16,03 p. 100); lésions traumatiques (15,80 p. 100) ; épidémies (12,02 p. 100) ; affections des sens, de la peau, du tissu cellulaire (11,32 p. 100) ; maladies du tube digestif (10,37 p. 100) ; de l'appareil locomoteur (6,13 p. 100) ; circulatoire (3,06 p. 100) ; génito-urinaire (2,12 p. 100) ; cérébro-spinal et nerveux (1,65 p. 100) ; pyrexies (1,65 p. 100) ; tænia (1,17 p. 100), etc., etc.

Le tableau ci-dessous les montre par catégories de crimes et délits :

	Vols, etc.		Escroqueries		Attentats-mœurs		Attentats-vie	
		p. 100		p. 100		p. 100		p. 100
Appareil circulatoire.	6	2.17	1	4.16	2	3.92	4	5.47
— respiratoire.	47	17.02	4	16.66	9	17.64	8	10.95
— digestif, etc.	26	9.42	3	12.50	11	21.56	4	5.47
— génito-urinaire	6	2.17	1	4.16	1	1.96	1	1.36
— cérébro-spinal, etc.	3	1.08	»	» »	2	3.92	2	2.73
— des sens, de la peau, etc.	31	11.23	3	12.50	5	9.80	9	12.32
— locomoteur.	13	4.71	2	8.33	4	7.84	7	9.58
Pyrexies	4	1.44	»	» »	2	3.92	1	1.36
Cachexies.	56	20.28	2	8.33	5	9.80	10	13.69
Maladies de cause mécanique.	50	18.11	3	12.50	4	7.84	10	13.69
Epidémies.	27	9.78	4	16.66	5	9.80	15	20.54
Maladies de cause toxique, contagieuses, tænia, oreillons .	7	2.53	1	4.16	1	1.96	2	2.73
	276	99.94	24	99.96	51	99.96	73	99.89

(1) Feuille n° XVII de la statistique pénitentiaire.

Donc, dans le monde des voleurs, etc., les cachexies, les maladies de cause mécanique et les troubles respiratoires tiennent la corde, à égalité près. Les affections des sens, etc., celles du tube digestif, les épidémies donnent des proportions bien inférieures. Les autres maladies se présentent avec des chiffres encore moins élevés et d'ailleurs variables.

Chez les escrocs, etc., les lésions pulmonaires et les épidémies marchent de pair. Fréquentes aussi sont les maladies de l'appareil digestif, celles des sens, de la peau, etc., celles de cause mécanique. Au troisième plan, on rencontre les cachexies, les affections de l'appareil locomoteur, etc.

Aux attentats-mœurs est dévolu le privilège des troubles digestifs et des lésions pulmonaires.

La grippe frappe, tout particulièrement, les attentats-vie. Après la grippe, viennent les maladies de cause mécanique, les cachexies, les affections des sens, etc., les maladies du poumon, etc., etc.

De la comparaison des chiffres entre eux, il appert que les cachexies et les maladies de cause mécanique se montrent en proportions très fortes chez les voleurs, par rapport aux autres catégories de crimes. Maladroits, querelleurs et, en général, sans ressources, les voleurs sont, en effet, plus que tous les autres condamnés, exposés aux blessures et aux punitions.

Au point de vue des troubles respiratoires, il n'est pas de différences entre les voleurs, les escrocs et les attentats-mœurs, mais il y a lieu de signaler une diminution de 7 p. 100 environ, en faveur des attentats-vie.

En revanche, chez ces derniers, et pour des raisons d'atelier sans doute, on rencontre un nombre de cas de grippe supérieur de 3,88 p. 100 à celui des escrocs et deux fois égal à celui des voleurs et des attentats-mœurs.

Pour ce qui est des affections de l'appareil digestif, on note des proportions insignifiantes chez les attentats-vie (5,47 p. 100), moyennes chez les voleurs (9,42 p. 100), un peu plus élevées chez les escrocs (12,50 p. 100) et égales, dans la catégorie des attentats-mœurs, à 21,56 p. 100.

Si on groupe ces divers individus en criminels contre les propriétés et en criminels contre les personnes, les affections se répartissent ainsi :

	Crimes-propriétés	p. 100	Crimes-personnes	p. 100
	—	—	—	—
Appareil circulatoire.	7	2.33	6	4.83
— respiratoire	51	17 »	17	13.70
— digestif, etc.	29	9.66	15	12.09
— génito-urinaire	7	2.33	2	1.61
— cérébro-spinal, etc. . . .	3	1 »	4	3.22
— des sens, de la peau, etc.	34	11.33	14	11.29
— locomoteur	15	5 »	11	8.87
Pyrexies	4	1.33	3	2.41
Cachexies.	58	19.33	15	12.09
Maladies de cause mécanique. . .	53	17.66	14	11.29
Epidémies.	31	10.33	20	16.12
Maladies contagieuses, de cause toxique, tœnia, oreillons. . . .	8	2.66	3	2.41
	300	99.96	124	99.93

Chez les premiers, l'ordre des maladies est le même que chez les voleurs, soit : cachexies, lésions traumatiques, troubles respiratoires, affections des sens, etc., épidémies, maladies du tube digestif, etc.

Chez les seconds, les épidémies sont en nombre. Au-dessous, se rangent les affections de l'appareil respiratoire, celles de l'appareil digestif, les cachexies. Elles sont serrées de près par les maladies des sens, de la peau, etc., celles de cause mécanique. Les désordres de l'appareil locomoteur suivent, à distance.

Au demeurant, plus d'affections de l'appareil circulatoire, de l'appareil digestif, de l'appareil cérébro-spinal et nerveux, de l'appareil locomoteur, d'épidémies, et moins de cachexies, de lésions traumatiques, chez les criminels contre les personnes que chez les criminels contre les propriétés.

Les maladies de l'appareil génito-urinaire, celles des sens,etc., les pyrexies, ne présentent pas des différences sensibles, d'une catégorie à l'autre.

*
* *

Un simple rapprochement entre les chiffres ci-dessous, concernant la constitution et l'état général à la libération, et les constatations faites à l'arrivée, montre combien la captivité est préjudiciable à l'individu :

	Nombre	P. 100
Très bons	40	4.65
Bons	230	26.77
Passables	314	36.55
Mauvais	219	25.49
Très mauvais	35	4.12
Décédés	21	2.44
	859	99.98

Tandis que, chez les nouveaux venus, la proportion des bien portants atteint le chiffre de 67,98 p. 100, elle n'est plus que de 31,42 p. 100, chez les libérés. D'autre part, le nombre des mauvais, qui égalait 14,78 p. 100, au moment de l'entrée, s'est élevé à 29,61 p. 100, au cours de l'emprisonnement.

Pour atténuer le mal, l'Etat a le devoir de tenir la main à l'observation rigoureuse du règlement (quant à la qualité et à la préparation des vivres), d'ordonner une disposition moins défectueuse des locaux (dortoirs cellulaires, quartiers disciplinaires, ateliers, etc.), de proportionner, dans une sage mesure, la tâche journalière de travail aux forces de l'ouvrier, de réduire la durée des punitions, etc.

Si bas qu'il soit tombé, le détenu est encore un homme.

IV

Mortalité.

Durant la détention, 21 de nos pensionnaires sur 859 succombèrent aux affections suivantes : insuffisance valvulaire, 4 ; atrophie du cœur, 1 ; phtisie, 8 ; usure générale, 2 ; scrofule, 2 ; congestion cérébrale, 1 ; ramollissement du cerveau, 1 ; hystéro-épilepsie, 1 ; influenza, 1.

Examinés dans leur rapport avec la population détenue, on rencontre :

1° *Au point de vue de la constitution.*

	Décès		Hommes		P. 100
Bons	5	pour	584	soit	0.85
Médiocres	2	—	148	—	1.35
Mauvais	14	—	127	—	11.02
	21		859		

2° *Au point de vue de la nationalité.*

Français { Continent	8	pour	545	soit	1.46
Français { Corse	6		107	—	5.60
Etrangers	7	—	207	—	3.38
	21		859		

3° *Au point de vue de l'âge.*

De 16 à 30 ans	5	pour	447	soit	1.11
De 30 à 40 ans	5	—	218	—	2.29
De 40 ans et plus	11	—	194	—	5.67
	21		859		

4° *Au point de vue de la population.*

	Décès		Hommes		P. 100
Urbains	11	pour	486	soit	2.28
Ruraux	10	—	373	—	2.68
	21		859		

5° *Au point de vue du nombre des condamnations.*

Sans condamnation antérieure	7	pour	252	soit	2.77
Une condamnation et plus	14	—	607	—	2.30
	21		859		

6° *Au point de vue des crimes et délits.*

Vols, etc., etc.	11	pour	565	soit	1.94
Escroquerie, etc	1	—	75	—	1.33
Attentats-vie	5	—	152	—	3.28
Attentats-mœurs	4	—	67	—	5.97
	21		859		

Et en groupant :

Crimes-propriétés	12	pour	640	soit	1.87
Crimes-personnes	9	—	219	—	4.10
	21		859		

Comme il fallait s'y attendre, les individus bien constitués donnent peu de décès.

Les Français meurent en plus petit nombre que les étrangers et la supériorité numérique des Corses s'explique par la proportion considérable des malades constatée, chez eux, à l'arrivée (40,18 p. 100) et au cours de l'emprisonnement (45,79 p. 100).

Passé 30 ans, la mortalité progresse au fur et à mesure que le criminel marche dans la vie.

On constate une diminution légère en faveur des urbains et des récidivistes.

C'est chez les attentats-mœurs que se trouve le maximum des

décès. Les attentats-vie présentent aussi un chiffre très élevé, par rapport aux voleurs et aux escrocs.

Somme toute, la mort frappe surtout les criminels contre les personnes.

.˙.

Pour fournir des indications, ayant quelque valeur, sur les maladies qui font le plus de victimes chez les prisonniers, il nous a paru convenir d'englober les 21 décédés dans la liste des décès survenus, à la maison centrale de Nîmes, du 1er janvier 1870 (1), au 31 décembre 1899.

Décès, durant la période 1870-1900 :

		Décès	P. 100	Décès	P. 100
Appareil circulatoire	Endocardite	20	2.09	57	5.97
	Péricardite	8	0.83		
	Hypertrophie du cœur	16	1.67		
	Atrophie du cœur	2	0.20		
	Embolie	7	0.73		
	Rupture d'anévrisme	4	0.41		
Appareil respiratoire	Pneumonie	58	6.07	518	54.29
	Pleuro-pneumonie	11	1.15		
	Pleurésie	13	1.36		
	Catarrhe pulmonaire	55	5.76		
	Bronchite chronique	43	4.50		
	Laryngite œdémateuse	1	0.10		
	Phtisie	337	35.32		
Appareil digestif et annexes	Angine	2	0.20	118	12.36
	Indigestion	5	0.52		
	Entérite chronique	84	8.80		
	Péritonite	9	0.94		
	Hypertrophie du foie	3	0.31		
	Cirrhose	1	0.10		
	Hépatite	8	0.83		
	Ictère	3	0.31		
	Diabète	3	0.31		
	A reporter	693	72.51	693	72.62

(1) A cette date, l'établissement renfermait 1.273 hommes.
De 1870 à 1900, 16.489 individus y furent écroués, et on enregistra 954 décès.

		Décès	P. 100	Décès	P. 100
	Report. . .	693	72,51	693	72,62
Appareil génito-urinaire	Cystite chronique. . . .	6	0,62	15	1,57
	Albuminurie	3	0,31		
	Néphrite	4	0,41		
	Rétrecissement urétral et fistules.	2	0,20		
Appareil cérébro-spinal et nerveux	Paralysie générale . . .	2	0,20	63	6,60
	Méningite	13	1,36		
	Encéphalite	2	0,20		
	Apoplexie	11	1,15		
	Paraplegie	7	0,73		
	Ramollissement cérébral	6	0,62		
	Hémiplégie.	9	0,94		
	Myélite	2	0,20		
	Epilepsie.	5	0,52		
	Hystéro-épilepsie	1	0,10		
	Folie.	5	0,52		
Appareil des sens, de la peau, du tissu cellulaire	Abcès, ulcères	9	0,94	21	2,20
	Erysipèle.	12	1,25		
Appareil locomoteur	Rhumatisme articulaire aigu.	2	0,20	18	1,88
	Rhumatisme articulaire chronique	1	0,10		
	Arthrite, carie, névrose.	15	1,57		
Appareil sécrétoire	Hydropisies	5	0,52	5	0,52
Pyrexies	Fièvres intermittentes .	4	0,41	47	4,92
	Fièvre typhoïde.	43	4,50		
Cachexies	Anémie, débilité, gangrène	38	3,98	55	5,76
	Scrofules.	7	0,73		
	Cancer.	10	1,04		
Maladies de cause mécanique	Fractures de la base du crâne	1	0,10	5	0,52
	Commotion cérébrale. .	1	0,10		
	Hernie étranglée	3	0,31		
	A reporter. . .	922	96,34	922	96,59

	Report. . .	922	96.34	922	96.59
Épidémies	Variole.	13	1.36	22	2.30
	Cholérine	1	0.10		
	Dysenterie	6	0.62		
	Influenza.	2	0.20		
Syphilis		4	0.41	4	0.41
Suicide		4	0.41	4	0.41
Nostalgie		2	0.20	2	0.20
		954	99.64	954	99.91

En parcourant cette liste, on voit que la phtisie fournit 35,32 p. 100 des décès, l'entérite 8,80 p. 100, la pneumonie 6,07 p. 100, le catarrhe pulmonaire 5,76 p. 100, la bronchite chronique 4,50 p. 100, la fièvre typhoïde 4,50 p. 100, l'anémie 3,98 p. 100, l'endocardite 2,09 p. 100, l'hypertrophie du cœur 1,67 p. 100, l'arthrite 1,57 p. 100, la variole 1,36 p. 100, la pleuresie 1,36 p. 100, la méningite 1,36 p. 100, l'érysipèle 1,25 p. 100, la pleuro-pneumonie 1,15 p. 100, l'apoplexie 1,15 p. 100, le cancer 1,04 p. 100. Puis viennent les abcès (0,94 p. 100), la péritonite (0,94 p. 100), l'hémiplégie (0,94 p. 100), l'hépatite (0,83 p. 100), la péricardite (0,83 p. 100), l'embolie (0,73 p. 100), la scrofule (0,73 p. 100), la paraplégie (0,73 p. 100), le ramollissement du cerveau (0,62 p. 100), la cystite chronique (0,62 p. 100), la dysenterie (0,62 p. 100) et, avec des proportions moindres, les hydropisies, indigestion, épilepsie, folie (0,52 p. 100), les fièvres intermittentes, néphrite, anévrisme, syphilis, suicide (0,41 p. 100).

Les décès par atrophie du cœur, laryngite, angine, hypertrophie du foie, cirrhose, ictère, diabète, albuminurie, rétrécissement de l'urètre (urétrotomie interne), encéphalite, paralysie générale, myélite, hystéro-épilepsie, rhumatisme, fracture de la base du crâne, commotion cérébrale, hernie étranglée, cholérine, influenza, nostalgie, occupent le bas de l'échelle.

Au résumé, les maladies de l'appareil respiratoire se placent en tête (54,29 p. 100).

A distance, on rencontre les affections du tube digestif et de ses annexes (12,36 p. 100) ; plus loin, celles de l'appareil cérébro-spinal et nerveux (6,60 p. 100), du cœur (5,97 p. 100), les cachexies (5,76 p. 100), les pyrexies (4,92 p. 100).

Nous trouvons ensuite les épidémies (2,30 p. 100), les maladies de la peau, etc. (2,20 p. 100), de l'appareil locomoteur (1,88 p. 100), génito-urinaire (1,57 p. 100).

Hydropisies (0,52 p. 100), maladies de cause mécanique (0,52 p. 100), syphilis (0,41 p. 100), suicide (0,41 p. 100), nostalgie (0,20 p. 100) ferment la série.

Parmi les affections du cœur, etc., l'endocardite détient le record avec 20 décès ; l'hypertrophie en donne 15, la péricardite 8, l'embolie 7. A citer aussi 4 cas de mort par rupture d'anévrisme, et 2 par atrophie des fibres cardiaques.

Du côté de l'appareil respiratoire, nous enregistrons : 1 décès par laryngite œdémateuse, 11 par pleuro-pneumonie, 13 par pleurésie, 43 par bronchite chronique, 55 par catarrhe pulmonaire, 58 par pneumonie et 337, chiffre énorme, qui réclame des mesures préventives efficaces, par phtisie (1).

Les décès survenus à la suite des maladies du tube digestif et de ses annexes ne manquent pas d'être variés. Ainsi, on compte 1 cas de cirrhose, 2 d'angine, 3 de *diabète*, 3 d'ictère, 3 d'hypertrophie du foie, 5 d'indigestion, 8 d'hépatite, 9 de péritonite (dont 1 meurtre) et 54 de gastro-entérite (affection observée surtout parmi les détenus ayant joui, à l'état libre, d'une certaine aisance).

En ce qui concerne les voies urinaires, notons : 2 décès par uréthrotomie interne, 3 par albuminurie, 4 par néphrite et 6 par cystite chronique.

Chez les victimes des affections cérébro-spinales et nerveuses, la méningite s'inscrit pour 13 décès, l'apoplexie pour 11, l'hémiplégie pour 9, la paraplégie pour 7, le ramollissement du cerveau pour 6, l'épilepsie et l'hystéro épilepsie pour 6, la manie pour

(1) Pour combattre la propagation de la tuberculose, il a été décidé (circulaire du 6 août 1902) :

1° D'apposer dans tous les locaux, occupés tant par le personnel que par les détenus, des affiches portant défense absolue de cracher à terre ;

2° D'installer, dans ces mêmes locaux et en nombre suffisant, des crachoirs hygiéniques à 1 mètre du sol, bien en vue et dans le voisinage des affiches ;

3° De nettoyer les parquets et les parois de tous ces locaux à la serpillière humide ;

4° D'aérer fréquemment les locaux ;

5° De désinfecter le linge contaminé par les tuberculeux, et leurs déjections.

5, la myélite pour 2, l'encéphalite pour 2, la paralysie générale pour 2.

9 cas d'ulcères, etc., 12 d'érysipèle (maladie fréquente et le plus souvent bénigne) amenèrent la mort.

L'arthrite, etc., fournit 15 décès, le rhumatisme 3.

Il en est porté 5 au compte des hydropisies.

Représentées par les fièvres intermittentes avec 4 décès, et par la fièvre typhoïde (1) avec 43, les pyrexies tiennent un rang honorable.

7 cas de cachexie se réclament de la scrofule, 10 du cancer, 38 de l'anémie, etc.

Fracture de la base du crâne (par accident) et commotion cérébrale (au cours d'une bataille, à l'atelier) amenèrent 2 décès.

Dans la catégorie des maladies épidémiques, signalons : le *choléra sporadique* (?) en 1873.1884 et 1885 (1 décès pour 96 cas); la variole et la varioloïde (13 décès pour 97 cas) ; la *dysenterie* (?) (6 décès pour 70 cas) ; la grippe, à partir de 1890.

Bien qu'elle n'ait occasionné que 2 décès, la grippe est une maladie particulièrement dangereuse : elle mène rapidement à la tuberculose les individus prédisposés.

4 décès constituent le bilan de la syphilis. C'est peu, vu le grand nombre de prisonniers atteints de cette affection et qui ne se soignent pas. Au reste, la vérole donne rarement lieu à des accidents graves ; il semble qu'on doive chercher la raison de ce fait dans une sorte de syphilisation ancestrale ayant à la longue et progressivement atténué l'action du virus.

Contrairement à l'opinion de Lombroso, les condamnés ne cherchent pas fréquemment, et pour tout de bon, à se détruire. On ne rencontre, en effet, que 4 cas de suicide, dont 3 par pendaison et 1 par strangulation, pour une population de 17.762 détenus, soit 2,25 pour 10.000 (2).

Les 2 décès par nostalgie furent observés : l'un, en 1873, chez un Anglais, âgé de trente-trois ans, « audacieux, rusé et des plus intelligents », condamné, pour vol et escroquerie, à dix ans de

(1) Les détenus qui en furent atteints moururent dans la proportion de 27 p. 100.

(2) En France, le rapport des suicides à celui des habitants est de 1 p. 10.000. A Lyon, il est de 2.65 (Lacassagne : Des suicides à Lyon. *Archives d'anthropologie criminelle*, tome XI, page 272).

réclusion, par le tribunal de Gorée (Sénégal) ; l'autre, en 1875, chez un illettré, natif de Tavacco (arrondissement d'Ajaccio), qui subissait une peine de quatre ans de prison, prononcée par la Cour d'assises de la Corse, pour homicide volontaire.

Hâtons-nous de dire que la nostalgie se montre exceptionnellement sous les verrous, car la famille et le sol natal sont, communément, pour les détenus, des souvenirs sans puissance.

∴

En répartissant les décès, d'après la nature de la maladie, on trouve :

	Nombre	P. 100
	—	—
Décès par maladies aiguës	304	31.86
— — chroniques	650	68.13
	954	99.99

Soit, un rapport de 1 à 4, entre les premiers et les seconds. Le fait a été signalé, en 1847, par Chassinat, dans son *Compte rendu officiel sur les maisons centrales*.

∴

Il est regrettable de ne pouvoir établir la proportion des décès par maladie. Pour toute affection chronique, le même malade figure sur la statistique autant de fois qu'il est entré à l'infirmerie : d'où un nombre de maladies supérieur à la réalité. Le nombre véritable aurait pu être donné, au moyen des *notices individuelles médicales* dont, aussi loin qu'on remonte dans le passé, le médecin avait, jusqu'à ces derniers temps, la garde. Malheureusement, ces notices ont été retirées naguère de l'infirmerie — où, paraît il, « elles étaient à tort en dépôt » — pour être placées d'abord dans un local spécial, à côté des autres archives de la maison, et vendues ensuite comme vieux papier.

* * *

Dans les tableaux suivants figurent, par catégories de crimes et délits, les maladies qui amenèrent la mort.

	Vols, etc.		Escroquerie, etc.		Attentat vie		Attentat mœurs	
		p. 100		p. 100		p. 100		p. 100
Appareil circulatoire	31	5.50	9	9.09	9	6.04	8	5.59
— respiratoire	332	58.96	43	43.43	76	51 »	67	46.85
— digestif et annexes	53	9.41	19	19.19	21	14.09	25	17.48
génito-urinaire	6	1.06	4	4.04	3	2.01	2	1.39
— cérébro-spinal, etc.	34	6.03	10	10.10	10	6.71	9	6.29
des sens, de la peau, etc.	10	1.77	3	3.03	4	2.68	4	2.79
— locomoteur	14	2.48	2	2.02	1	0.67	1	0.69
sécrétoire	4	0.71	»	»	1	0.67	»	»
Pyrexies	31	5.50	3	3.03	8	5.36	5	3.49
Cachexies	25	4.44	5	5.05	9	6.04	16	11.18
Maladies de cause mécanique	4	0.71	»	»	1	0.67	»	»
Epidémies	13	2.30	1	1.01	3	2.01	5	3.49
Syphilis	2	0.35	»	»	1	0.67	»	»
Suicide	3	0.53	»	»	1	0.67	1	0.69
Nostalgie	1	0.17	»	»	1	0.67	»	»
	563	99.92	99	99.99	149	99.96	143	99.93

Soit :

	Crimes propriétés	p. 100	Crimes personnes	p. 100
Appareil circulatoire	40	6.04	17	5.82
— respiratoire	375	56.64	143	48.97
— digestif et annexes	72	10.87	46	15.75
génito-urinaire	10	1.51	5	1.71
— cérébro-spinal, etc.	44	6.64	19	6.50
— des sens, de la peau, etc.	13	1.96	8	2.73
— locomoteur	16	2.41	2	0.68
— sécrétoire	4	0.60	1	0.34
Pyrexies	34	5.13	13	4.45
Cachexies	30	4.53	25	8.56
Maladies de cause mécanique	4	0.60	1	0.34
Epidémies	14	2.11	8	2.73
Syphilis	2	0.30	2	0.68
Suicide	3	0.45	1	0.34
Nostalgie	1	0.15	1	0.34
	662	99.94	292	99.94

Quelle que soit la catégorie, les affections du poumon, celles du tube digestif et de ses annexes — les premières surtout — fournissent le plus de décès.

Sauf pour les attentats-mœurs — qui succombent plus souvent aux cachexies qu'aux affections de l'appareil cérébro-spinal, du cœur — ce sont ces dernières maladies qu'on rencontre successivement, dans la série des décès, chez les voleurs, les escrocs et les attentats-vie.

Parmi les autres causes de mort, les pyrexies passent avant les cachexies chez les voleurs. Tout au contraire, les cachexies précèdent les maladies de l'appareil génito-urinaire chez les escrocs, et les pyrexies chez les attentats-vie.

A remarquer, chez les voleurs, au point de vue des affections du poumon, une proportion de décès supérieure de 7,96 p. 100 à celle des attentats-vie, de 12,11 p. 100 à celle des attentats-mœurs, et de 15,53 p. 100 à celle des escrocs.

Dans les maladies du tube digestif, les décès sont rares chez les voleurs, par rapport à la mortalité des attentats-vie, des attentats-mœurs et à celle des escrocs, qui est le double.

Plus que tous les autres criminels, les escrocs succombent aux affections de l'appareil cérébro-spinal (attaques d'apoplexie,etc.) et du cœur.

On compte nombre de décès, par cachexies, chez les attentats-mœurs ; les attentats-vie et les escrocs viennent ensuite et ont le pas sur les voleurs.

Pour ce qui est des pyrexies, voleurs et attentats-vie marchent de pair ; ils donnent des chiffres supérieurs à ceux des attentats-mœurs, des escrocs.

Pas un seul cas de suicide n'a été relevé, ni chez les escrocs, ni chez les attentats-mœurs, et la nostalgie leur est inconnue.

Groupés en criminels contre les propriétés et en criminels contre les personnes, les décédés se présentent de façon différente, au point de vue de la fréquence des maladies.

Chez les premiers, l'ordre est le même que pour les voleurs, soit : affections du poumon, de l'appareil digestif, de l'appareil cérébro-spinal et nerveux, du cœur, pyrexies, cachexies, etc.

Chez les seconds, il est identique à celui des attentats-mœurs, soit : maladies du poumon, du tube digestif, cachexies, affections de l'appareil cérébro-spinal et nerveux, du cœur, pyrexies, etc.

D'autre part, si l'on excepte, chez les criminels contre les propriétés, les maladies du poumon, où les décès sont en nombre plus élevé que chez les criminels contre les personnes et, chez ces derniers, les affections du tube digestif, les cachexies, dont la supériorité apparaît dans les proportions, comparativement à celle des criminels contre les propriétés, il n'y a, pour les autres maladies, au point de vue de la mortalité, que des différences sans importance.

***

L'examen des chiffres touchant l'année de captivité montre les dangers de l'acclimatement à la vie pénitentiaire.

	Décès	P. 100
Première année	384	40.25
Deuxième —	275	28.82
Troisième —	137	14.36
Quatrième —	158	16.56
	954	99.99

En effet, c'est pendant la première année que le nombre des décès est le plus élevé.

***

Nos recherches sur la mortalité mensuelle sont consignées ci-dessous :

	Décès	P. 100
Janvier	90	9.43
Février	93	9.74
Mars	98	10.27
Avril	100	10.48
Mai	87	9.11
Juin	58	6.07
Juillet	90	9.43
Août	77	8.07
Septembre	56	5.87
Octobre	62	6.49
Novembre	49	5.13
Décembre	94	9.85
	954	99.94

Ainsi, en juillet, moment des grandes chaleurs, on enregistre plus de décès que pendant les mois qui précèdent et qui suivent, jusqu'en décembre, époque à laquelle, sous l'action du mistral et du froid, la mortalité se relève pour atteindre son maximum en mars et avril.

Au demeurant, l'automne est la meilleure saison.

.˙.

Depuis 1824, la mortalité a bien diminué dans la maison centrale.

De 1825 à 1842, il mourut annuellement 84 hommes par 1.000 ; de 1842 à 1861, 39 par 1.000 ; de 1861 à 1888, 35 par 1.000 ; et, de 1888 à 1900, 24,5 par 1.000.

L'importance donnée à l'hygiène et les adoucissements apportés à la peine concourent à expliquer ces différences de mortalité.

Maintenant, si on compare le chiffre annuel moyen des décès de la période 1888-1900 (24,5 par 1.000) aux taux moyens de la mortalité, durant cette même période, dans la ville de Nîmes (23,4 par 1.000), en France (21,7 par 1.000) et dans les maisons centrales et pénitenciers agricoles (29,2 par 1.000), on constate :

1° Que la mortalité est encore bien grande, dans la prison, par rapport à la mortalité de la ville et à celle de la France, où la population se compose d'individus de tout âge et de sexes différents, tandis qu'il n'est pas, parmi les détenus, de jeunes gens âgés de moins de seize ans, c'est-à-dire qui ne soient pas déjà pliés, pour la plupart, aux exigences de la vie ;

2° Que l'établissement de Nîmes est des plus favorisés, au point de vue de la santé, non seulement à cause du climat, qui est ici tempéré et sec, mais encore et surtout, par suite de la position de la prison sur une colline, balayée par le vent.

Voici, en un tableau, l'état comparatif de la mortalité dans la maison centrale, dans la ville de Nîmes (1), dans les établissements de longue peine (2) et en France (3) :

Mortalité	Maison centrale	Ville de Nîmes	Établissemts de longue peine (Hommes)	France
Années	Décès	Décès	Décès	Décès
1888	24.8	24.6	27.5	21.9
1889	26.9	26.3	27.1	20.8
1890	15.8	27.4	28.4	22.9
1891	29.0	23.6	30.9	22.9
1892	37.9	25.2	32.2	22.8
1893	20.1	25.2	30.8	22.6
1894	17.6	22.7	29.9	21.2
1895	26.4	23.5	31.2	22.1
1896	21.8	21.1	28.3	20.0
1897	28.7	21.4	26.4	21.1
1898	29.6	21.9	29.5	20.9
1899	17.4	21.3	28.0	21.0
Ensemble de la période	24.5	23.4	29.2	21.7

(1) Registres de l'état civil.
(2) Statistique pénitentiaire.
(3) Annuaire statistique de la France.

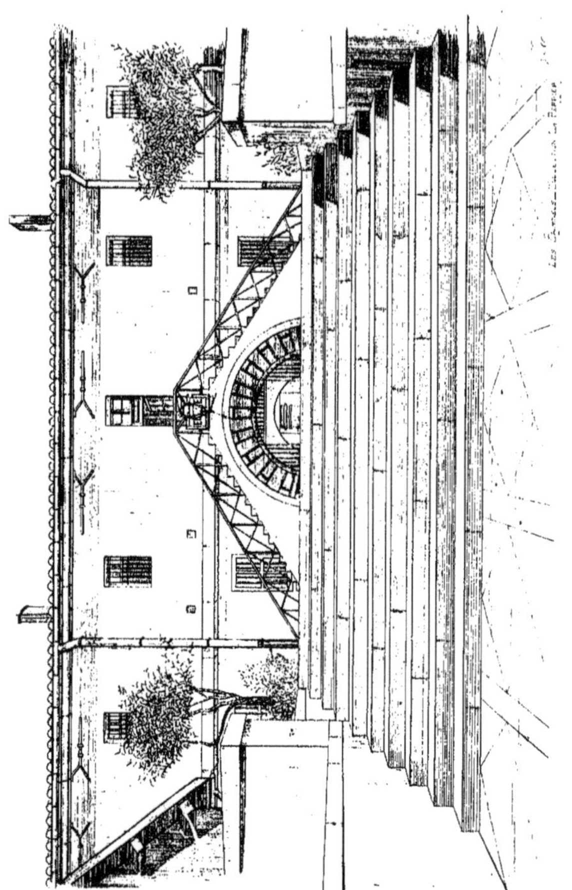

Pl. I. — Le bâtiment de l'Infirmerie.

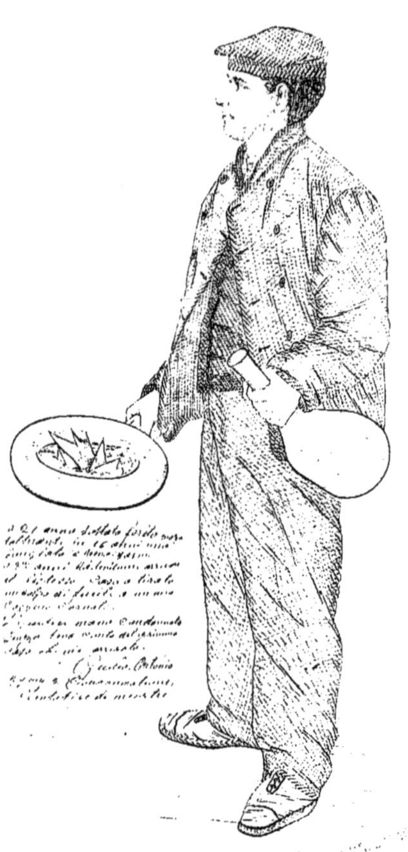

Pl. 2. — Cédrat.

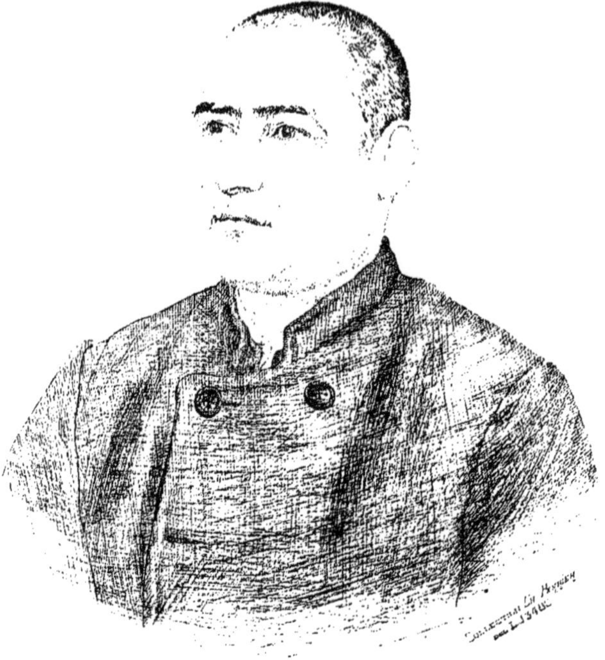

Les tatouages que je porte sont cachés
et j'éprouve le plus grand plaisir à les avoir.
ils sont tout [illegible] fait il n'y a ni [illegible]
malhonnêteté, aussi j'aime à les montrer.
mon seul regret [illegible] ne pas être tatoué
de haut en bas, ayant [illegible] de cette
prison j'espère bien m'en piqué quel-
ques uns de plus
27 Sept[illegible]

Pl. 3. — Tatoué, infirmier de la salle du midi, 28 ans
3 condamnations antérieures, vol.

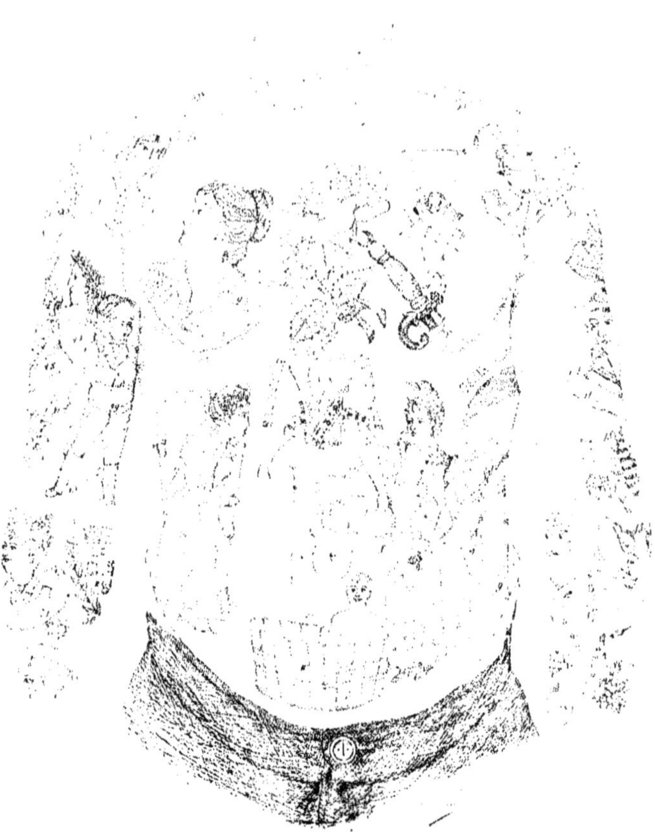

Pl. I. — Tatouages de l'infirmier de la salle du midi (poitrine).

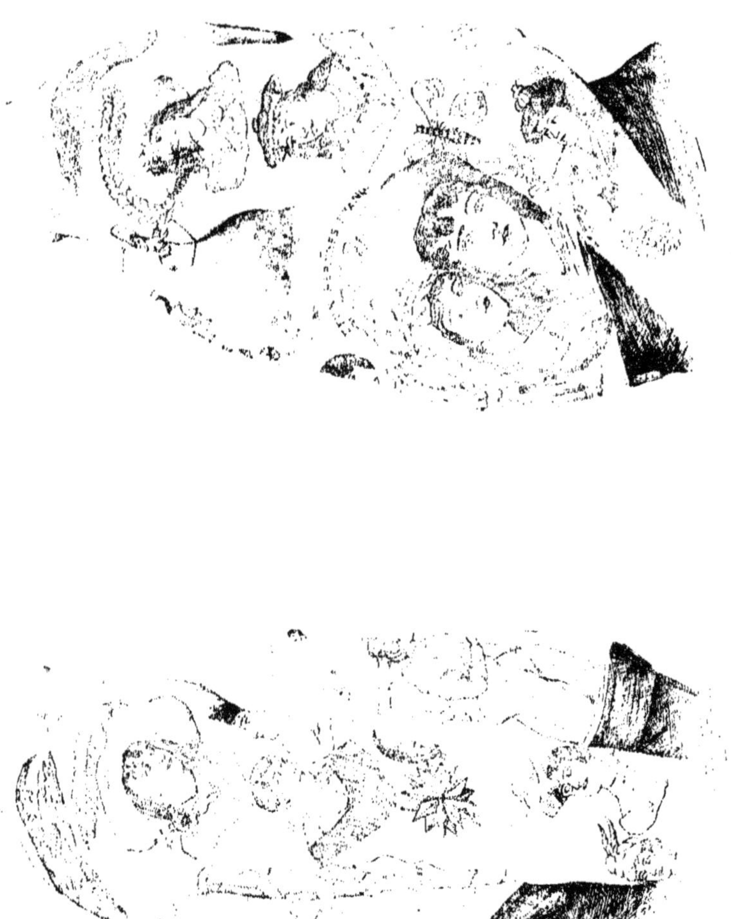

Pl. 5. Pl. 6.
[illegible] de l'infirmier de la salle du midi, côtés droit et gauche.

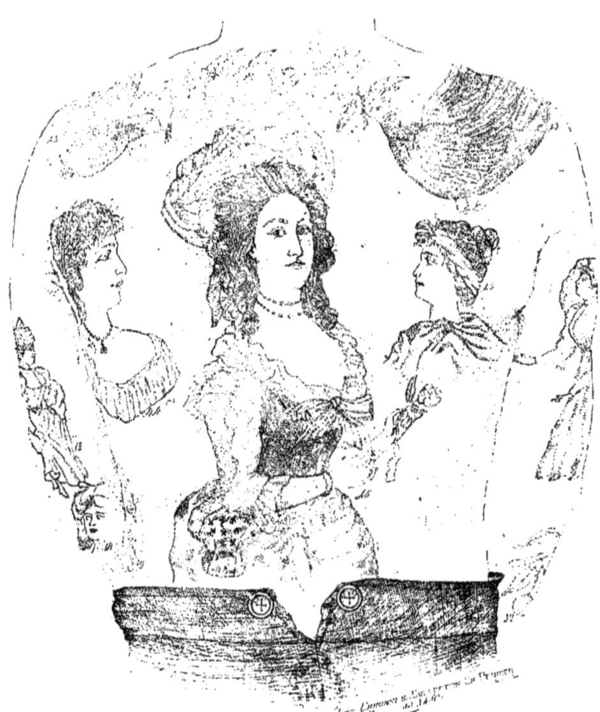

Pl. 7. — Tatouages de l'infirmier de la salle du midi (dos).

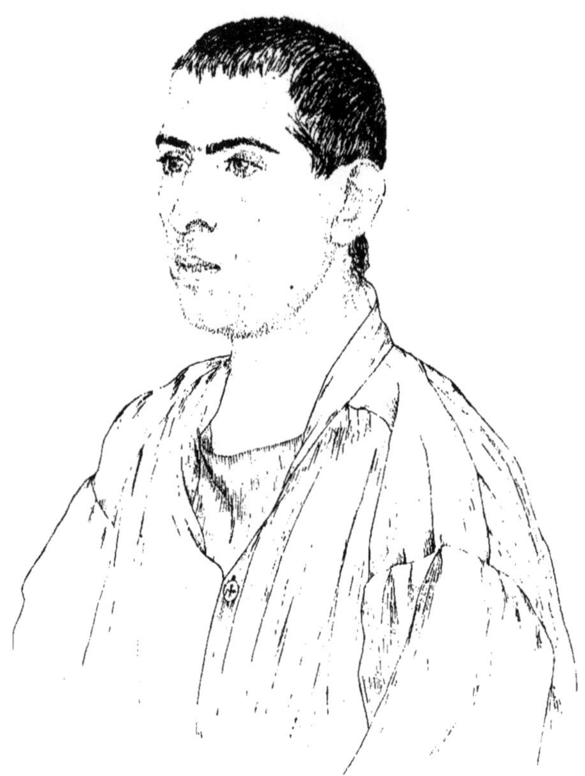

Pl. 8. — Le jardinier (25 ans, 5 condamnations antérieures, attentat à la pudeur).

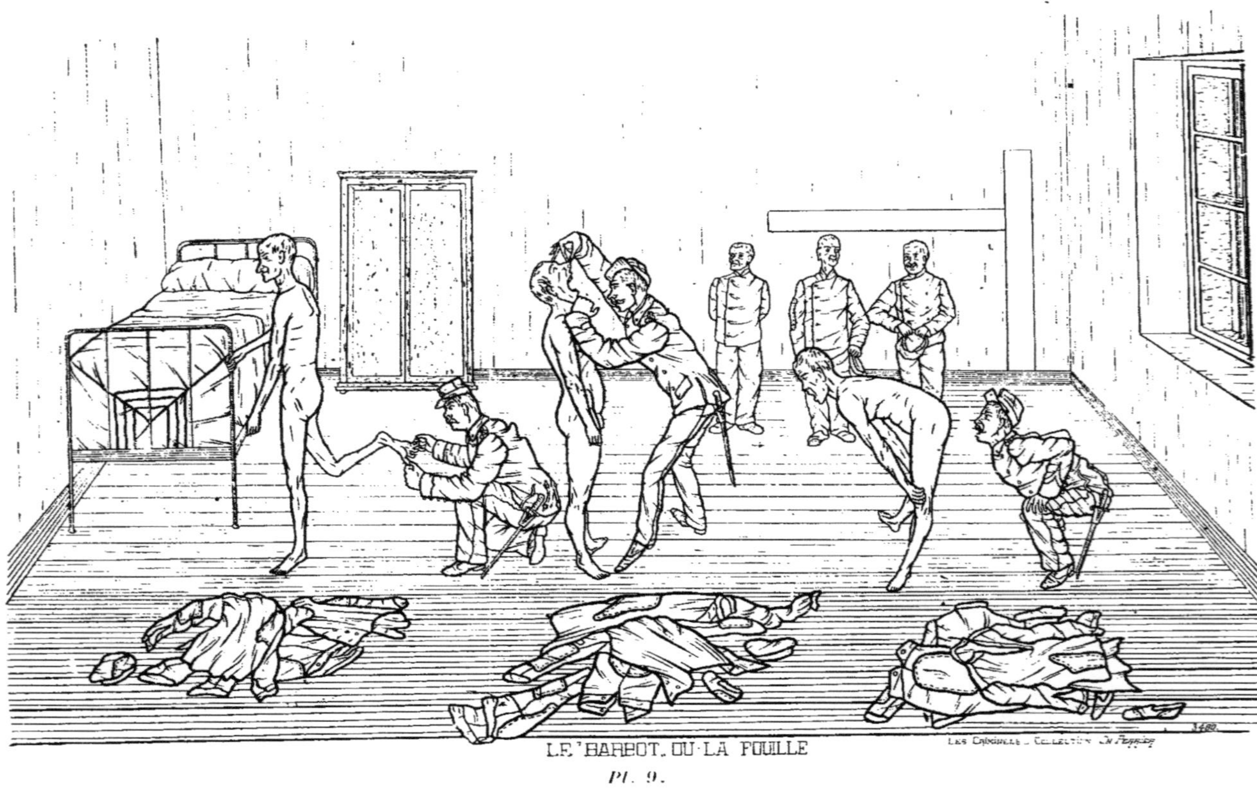

LE BARBOT, OU LA FOUILLE

Pl. 9.

ESPADRILLES
ESPADRILLES
SALLE DE CONSULTATION
A M
AUMONERIE CATHOLIQUE

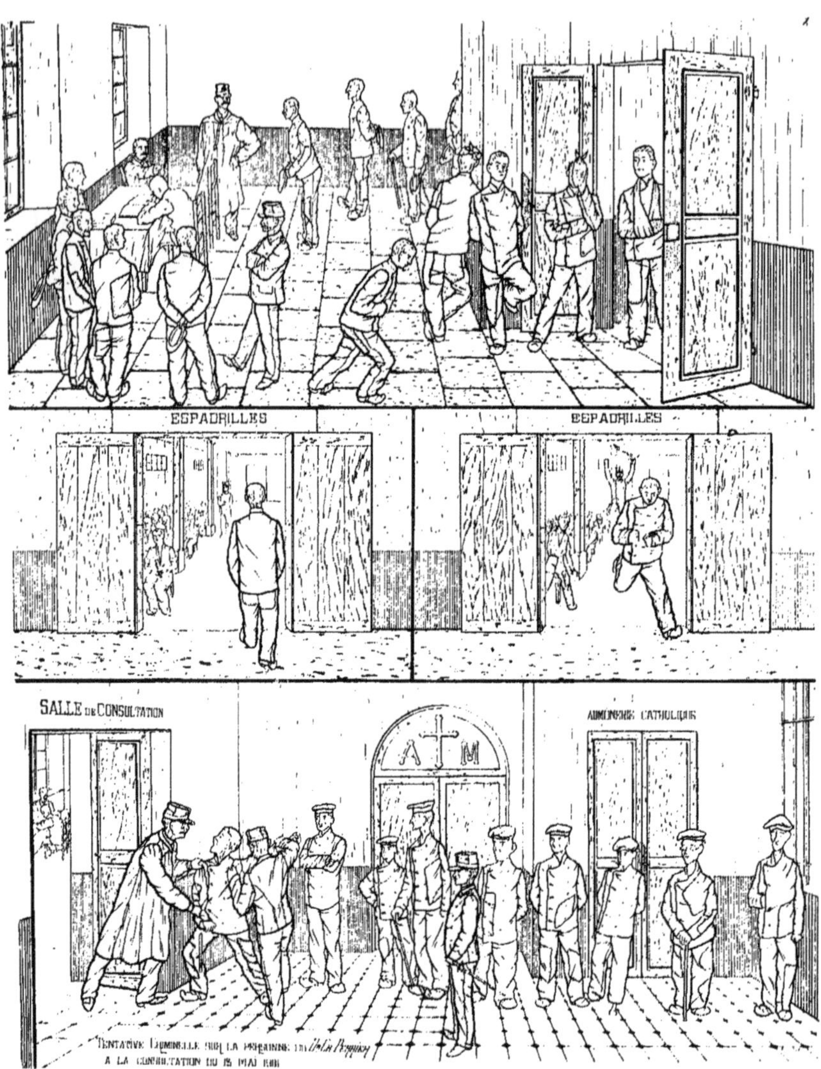

Pl. 10.

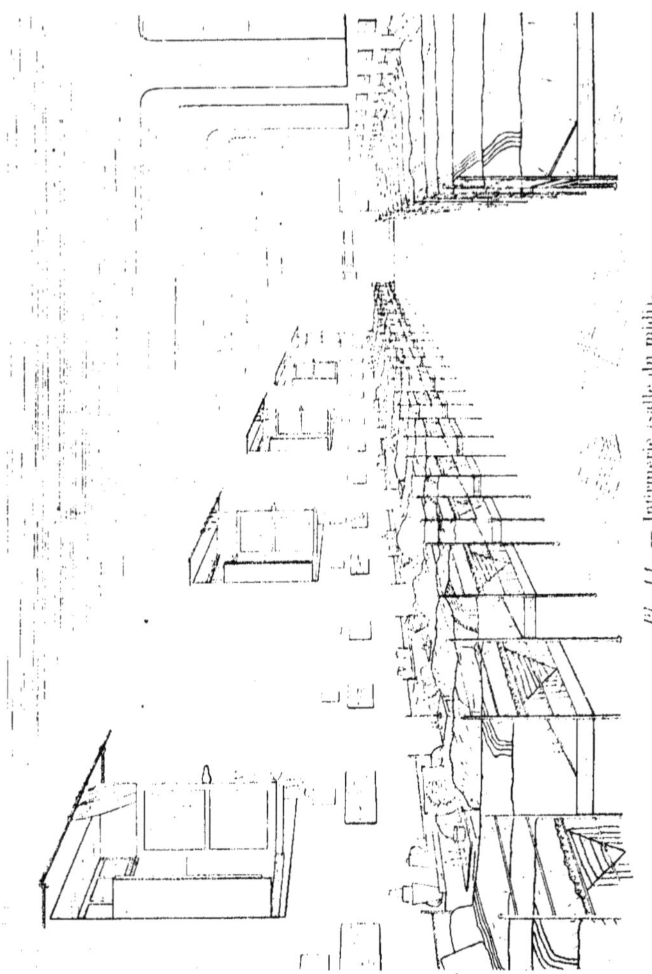

Pl. II. — Infirmerie (salle du midi).

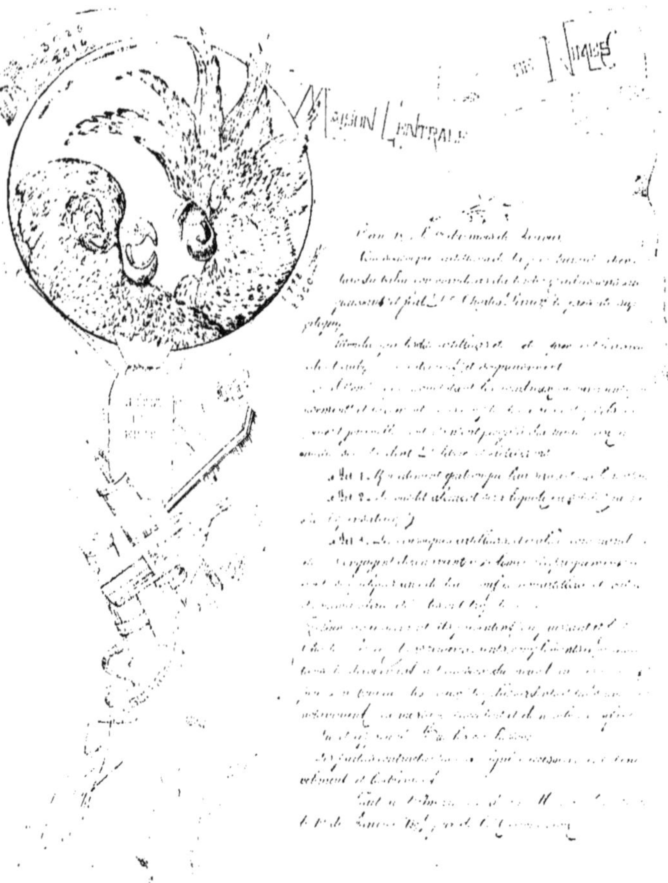

Pl. 12. — Supplique et compliment.

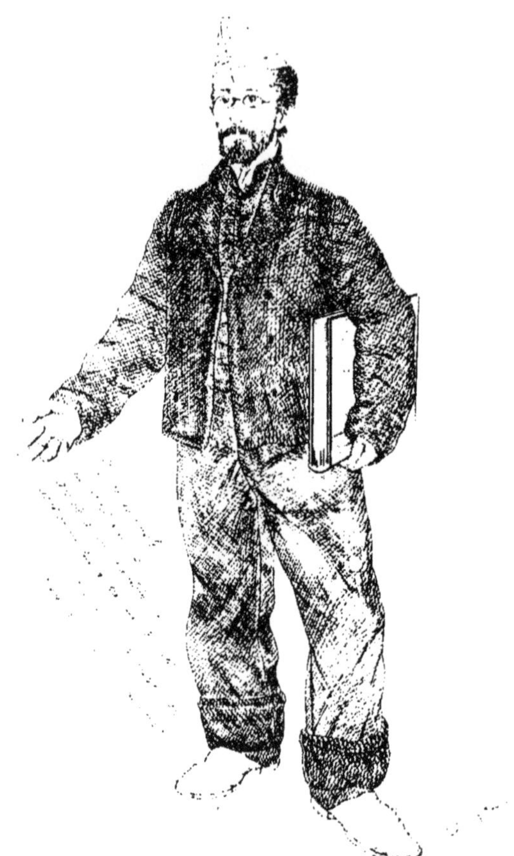

Pl. 13. — Pruneau.

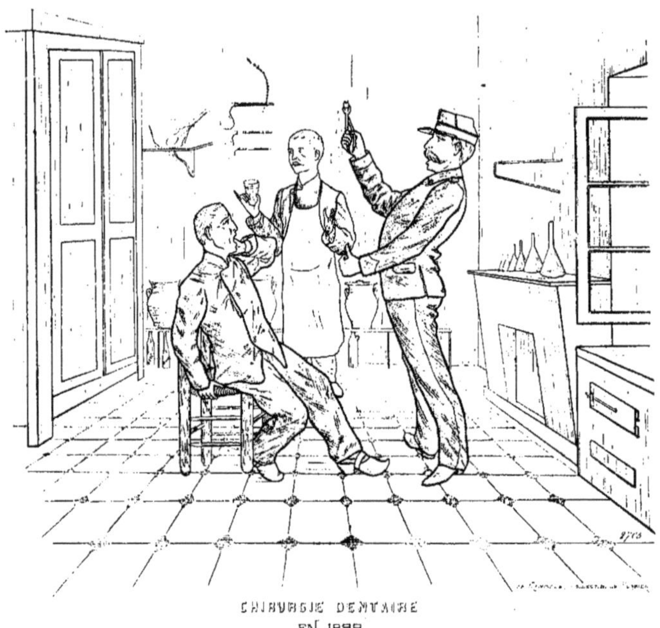

CHIRURGIE DENTAIRE
EN 1899

Pl. 14.

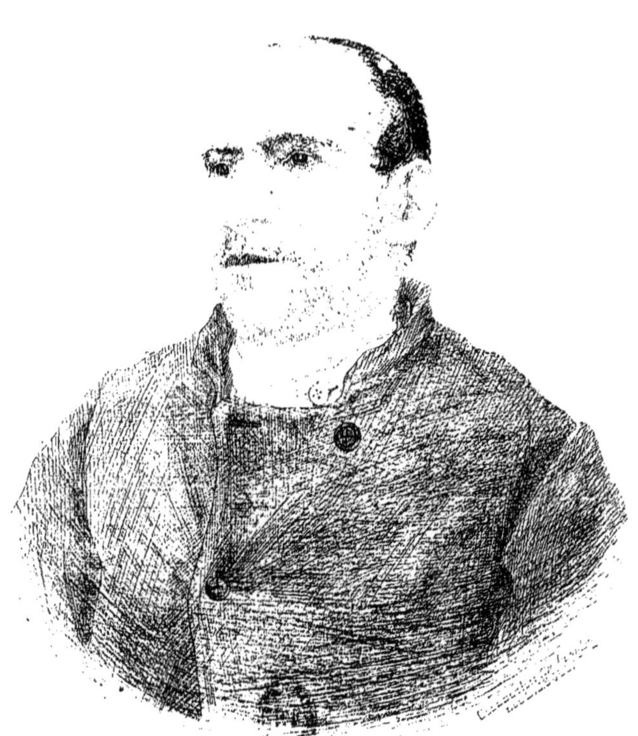

Pl. 15. — Sourd-muet, 58 ans, sans antécédents judiciaires, meurtre.

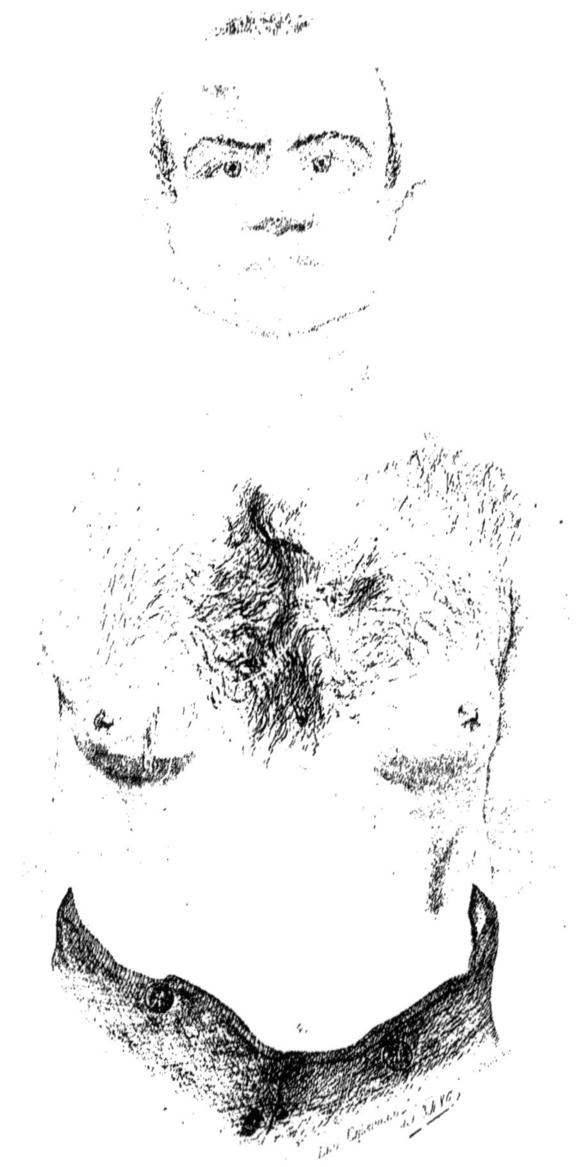

Pl. 16. — Pseudo-gynécomaste, 33 ans, sans antécédents judiciaires, vol.

Table des matières

Dessins et portraits.

Lyon. — Imp. A. Storck & Cie, 8, rue de la Méditerranée.

www.ingramcontent.com/pod-product-compliance
Ingram Content Group UK Ltd.
Pitfield, Milton Keynes, MK11 3LW, UK
UKHW020932180726
13838UKWH00002B/892